SOS
TOSSICI ORMONALI

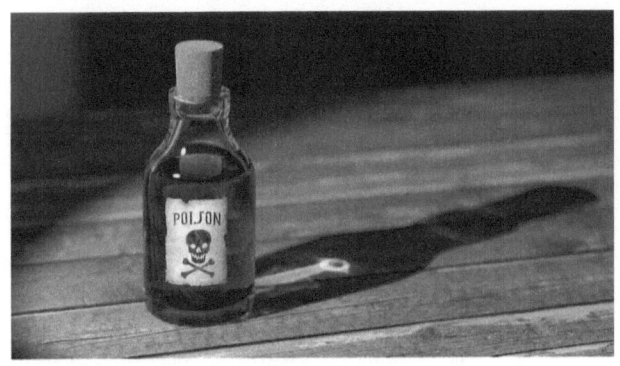

Dr. Mario Vega Carbó
Endocrinologo

Prima edizione, 2020

Ai millenni, per la loro salute presente e futura

Ai miei figli: Rocio, Mario, Fidel e Liuba

A mio nipote Richard e ai suoi discendenti

Benedizioni, per l'intera razza umana

Sommario

Introduzione

Viviamo con loro ogni giorno. Sono presenti nell'aria, sulla terra, nell'acqua, nelle bevande, negli alimenti, negli articoli per la pulizia e l'igiene personale e in migliaia di altri prodotti. L o peggiore di tutti è che, a nostra insaputa, di pregiudicare gravemente il nostro corpo , la nostra salute, e quella dei nostri figli.

Stiamo parlando di interferenti endocrini, una serie di sostanze chimiche o biologiche, di solito prodotte dall'uomo, che alterano le ghiandole responsabili della secrezione naturale di ormoni che regolano il nostro corpo. Questi inquinanti "impercettibili" possono compromettere seriamente la salute delle persone e l'equilibrio ecologico dell'intero ambiente.

Gli interferenti endocrini possono causare cambiamenti neurologici e l comportamento interferiscono con la funzione della tiroide, che colpisce la salute riproduttiva, indeboliscono il sistema immunitario e lo sviluppo sessuale alter, tra le altre conseguenze. Inoltre, può aumentare i rischi di diabete, obesità e alcuni tipi di cancro.

Per ulteriori informazioni su questo argomento, il Dr. Mario Vega Carbo, medico specialista in endocrinologia , presenta nella sua prima edizione, *SOS Tossici ormonali*, una risorsa di informazioni che vi educare la popolazione su un tema così importante come preoccupante, con il quale siamo costantemente interazione.

Diviso in quattro sezioni che vanno da generalità, sostanze tossiche, effetti sulla salute e conclusioni; é un libro di lettura veloce, con un linguaggio chiaro e semplice, per l'istruzione di tutti i tipi di pubblico.

La prima parte del testo definisce gli interferenti endocrini come sostanze in grado di alterare l'equilibrio ormonale e la regolazione dello sviluppo embrionale, che possono causare effetti dannosi sulla salute. Possono interferire, aumentare, bloccare o ridurre i segnali chimici degli ormoni, inviando messaggi confusi al corpo e generando diverse conseguenze, come disturbi legati alla salute riproduttiva delle donne (carcinoma mammario e vaginale, infertilità, cisti ovariche , endometriosi, aborti spontanei, sindrome dell'ovaio policistico, pubertà precoce, tra alcuni esempi), con funzione riproduttiva maschile (carcinoma prostatico e testicolare, diminuzione della qualità del seme, infertilità, criptorchidismo, malformazioni congenite), nonché complicanze metabolico che compromette la qualità della vita delle persone (sindrome metabolica, diabete, obesità).

D'altra parte, il sistema nervoso è anche uno degli obiettivi degli interferenti endocrini. Dai disturbi neurologici durante lo sviluppo embrionale alle malattie psichiatriche e neurologiche (cambiamenti comportamentali, disturbo da deficit di attenzione e iperattività, ridotta capacità di gestire lo stress, aggressività, autismo, Parkinson) hanno una forte componente ambientale influenzata da questi pericolosi contaminanti.

Questo libro si concentra sull'esporre le influenze e le alterazioni causate dai cosiddetti interferenti endocrini sulle ghiandole del corpo; Il lettore sarà in grado di conoscere le alterazioni della funzione tiroidea, le anomalie delle vie riproduttive, le deviazioni sessuali e i disturbi cardiovascolari, tra le altre condizioni di salute correlate, nonché le sequele e gli impatti sulla persona e nelle prossime generazioni.

Questo testo propone di offrire le conoscenze appropriate per aumentare la consapevolezza in relazione al grave problema che le tossine ambientali rappresentano per la salute, oltre a suscitare interesse nello sviluppo di misure di prevenzione a tutti i livelli di azione. Siete invitati a fare un passo avanti per la vostra salute e cura attraverso la lettura di *"SOS. Tossici ormonali"*.

Parte I. Tossico. Aspetti generali

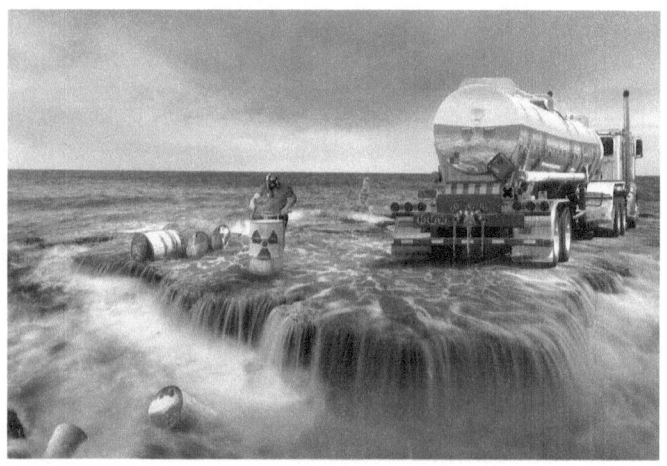

Capitolo 1. Nel mezzo di un mondo di chimici

Se radunassimo dieci persone di età e professioni diverse nella stanza in cui ti trovi adesso, ognuna di loro potrebbe parlarti di un diverso problema di inquinamento ambientale e nella tua espressione facciale sicura vedresti il riconoscimento.

L'inquinamento è un problema che non sfugge alla compressione di nessuno, poiché dalla nostra fase prescolare abbiamo sentito parlare della generazione di rifiuti, del riciclaggio e dell'emissione di sostanze tossiche, sapendo che tale contaminazione può farci ammalare gravemente e quando ciò accade non c'è al contrario.

Lo dimostrano i dati dell'Agenzia europea dell'ambiente nel 2013, dove ci sono circa 30.000 morti per esposizione al biossido di azoto, piccole particelle sospese nell'aria e nell'ozono. Alcune malattie neurologiche, disordini metabolici e alcuni tipi di tumori, come vedremo più avanti in questo libro, sono prodotti nel corpo da agenti ambientali, anche più che da condizioni genetiche o atteggiamenti malsani nel paziente.

Ma, non siamo gli unici colpiti. In effetti, l'intero regno animale soffre di inquinamento. Negli ultimi 69 anni, non sono state scoperte alterazioni insignificanti in varie specie in tutto il pianeta. Nel lago Michigan, negli Stati Uniti, aquile e visoni sembrano aver perso l'istinto di accoppiarsi e crescere i neonati, mentre i gabbiani del lago Ontario e alcuni alligatori del lago Apopka non conoscono nemmeno la luce del giorno in cui muoiono prima di lasciare l'uovo.

In Europa le specie scompaiono semplicemente. Le lontre in alcuni fiumi in Inghilterra, per esempio, e le foche del Mare del Nord muoiono massicciamente ogni anno.

Non è facile trovare una relazione tra il cancro umano, la perdita dell'istinto nelle aquile e la massiccia morte dei sigilli, ma esiste. Dopo molti anni di ricerca è stato scoperto che il danno comune risiede nel sistema endocrino e che è causato dall'esposizione a sostanze chimiche di sintesi. Alcuni inquinanti e sostanze chimiche che sono attualmente utilizzati nell'industria, hanno la capacità di alterare il sistema ormonale di qualsiasi essere vivente, sono noti come interferenti ormonali o interferenti endocrini o dal suo acronimo in inglese EDC (*interferenti endocrini*) .

Nei prossimi capitoli esamineremo in dettaglio i diversi tipi di EDC e verso la fine del libro elencheremo come evitare l'esposizione a questa sostanza, un compito che non è semplice se si tiene conto del fatto che l'industria li utilizza ancora nella creazione di molti oggetti di uso quotidiano.

Per ora, ci concentreremo su concetti elementari per comprendere l'urgenza di queste tossine ormonali.

Cosa sono gli interferenti endocrini?

Un distruttore endocrino è una sostanza chimica con la capacità di alterare il sistema ormonale del corpo. Il suo effetto è quello di imitare o alterare l'effetto degli ormoni, che provoca messaggi confusi nel corpo e produce disfunzioni. Queste sostanze si trovano minimamente allo stato naturale, di solito dall'industria e una volta nel corpo di qualsiasi essere umano o animale influenza le funzioni vitali legate alla crescita e allo sviluppo sessuale.

L'effetto degli interferenti endocrini è associato a vari tipi di cancro, malformazioni congenite del sistema riproduttivo, infertilità, diabete, pubertà precoce, condizioni della prostata, disturbi comportamentali, perdita di qualità seminale, deficit di attenzione, morbo di Parkinson e disturbi, cardiovascolare, tra gli altri disturbi .

Il grosso problema con queste sostanze e perché esso è difficile da controllare loro, è che il suo effetto è cumulativo e irreversibile e può essere trasmesso da una generazione all'altra, anche se la prima è nessuna malattia manifestadoalguna . Non sappiamo ancora come eliminare gli EDC, come afferma la dott.ssa Marisa López-Teijón, direttrice dell'Istituto Marqués di Barcellona :

"Tutte queste sostanze rimangono all'interno del corpo accumulate perché non possono essere degradate, proprio come quando vediamo un sacchetto di plastica nel mezzo dell'acqua di mare. Continua a nuotare ma non c'è alcuna possibilità che la natura sappia eliminarla".

In effetti, gli EDC che provengono dall'inquinamento agiscono curiosamente come contaminanti nel nostro corpo, ma invece di galleggiare nell'acqua si accumulano nel tessuto adiposo e in altri organi per lungo tempo. Da quando sono diventati oggetto di studio, queste sostanze sono state trovate nelle urine, nel latte materno (animale e umano), nel sangue, nei capelli e nel liquido amniotico.

Come vengono classificate queste sostanze?

Esistono molti modi per classificare i distruttori del sistema endocrino, tuttavia qui ne menzioneremo solo due per rendere un po 'più semplice la comprensione della materia. In base alla loro attività all'interno dell'organismo, gli EDC sono classificati come:

- **Estrogenomimetici: la** cui azione è legarsi ai recettori estrogenici e imitare la loro azione naturale.

- **Antiandrogeni:** si legano ai recettori degli estrogeni ma non li attivano, cioè antagonizzano la loro azione naturale .

Possono anche essere classificati in base alla loro origine come:

- **Inthetic S : la** cui origine è antropologica e legata all'industria.

- **Q uímicos naturali :** Si trovano in Ali menti per gli esseri umani e gli animali .

Forme di esposizione e dispersione attraverso l'ambiente

Il contatto con gli interferenti ormonali può avvenire attraverso percorsi diversi, ad esempio trasferimenti dalla madre al feto, allattamento al seno, consumo di cibo e acqua contaminati, inalazione e assorbimento attraverso la pelle.
Per riconoscerli più facilmente, è conveniente generalizzare nelle forme più potenti di esposizione, quindi è possibile che entrerai in contatto con queste sostanze attraverso:

1.- Articoli di uso quotidiano: creme per il corpo, creme solari, dentifrici, detergenti e articoli per la pulizia in generale contengono determinate quantità di ftalati, ritardanti di fiamma bromurati e paraffine clorurate , utilizzate durante la loro fabbricazione o conservazione.

Questi interferenti ormonali sono mantenuti nel prodotto ma a causa dell'uso e dell'esposizione ambientale alcuni componenti migrano verso l'acqua, il suolo o la pelle. Per questo motivo neonati e bambini piccoli, la cui tendenza è di mettere oggetti in bocca, hanno maggiori probabilità di essere contaminati, infatti è una grande causa di allarme perché è noto che molti giocattoli hanno attualmente bisogno di vari EDC per la loro plastificazione.

2.- Cibo: il cibo è una delle principali fonti di esposizione agli interferenti endocrini. Gli alimenti più rischiosi naturalmente sono quelli che nella loro formazione e crescita sono più esposti agli erbicidi, ai pesticidi e alle emissioni di tipo industriale, ad esempio pesci e molluschi.

I grassi naturali come oli e prodotti lattiero-caseari sono anche inclini ad accumulare elevate concentrazioni di EDC a causa dell'affinità di queste sostanze con i lipidi.

3.- Industria: le ore di lavoro nel settore industriale rappresentano un rischio di contaminazione con queste sostanze poiché sono il luogo in cui sono generate. I problemi attuali più frequenti riguardo a questo fatto sono l'infertilità maschile e il cancro alla prostata.

Allo stesso modo, alcuni disturbi della salute durante l'infanzia riflettono un legame con l'occupazione dei genitori e il contatto che hanno avuto con gli interferenti ormonali.

4. Ambiente: Un entrata in c ontatto con l'aria, acqua e suolo contaminati con sostanze chimiche provenienti da attività industriali e l'agricoltura. Sotto questo aspetto, entrambi gli ambienti rurali, dove c'è sfruttamento del

bestiame   o   colture,   come   le   grandi   città,
sono influenzati quasi nelle stesse proporzioni.

Meccanismi d'azione

Si potrebbe dire che i distruttori ormonali agiscono come
falsi nell'organismo poiché una volta incorporati agiscono
sui recettori ormonali e poiché la loro struttura è simile agli
ormoni naturali, i recettori naturali si legano e alterano il
loro normale funzionamento in tre modi diverso.

Una delle tre possibilità con gli EDC è che bloccano
l'unione degli ormoni naturali prendendo il loro posto, in
questo modo nessun segnale viene inviato e quindi non
viene emessa alcuna risposta. Agisce come un meccanismo
di inibizione. La seconda possibilità è imitare, cioè copiare
l'azione degli ormoni, emettere un segnale e generare una
risposta da esso.

Infine   c'è   la   possibilità   di alterare
le normali concentrazioni ormonali. In   questo   caso   i
recettori ricevono un segnale che indica che esiste un livello
ormonale nel corpo e in risposta modifica la produzione, il
trasporto e l'escrezione.

Una volta nel corpo, gli interferenti ormonali agiscono nel
modo sopra descritto, tuttavia, molti fattori influenzano
il loro comportamento in un individuo. Esaminiamo alcuni
punti chiave:

•   **Azione a dosi molto basse: i** disgregatori,
come gli ormoni, possono agire a concentrazioni molto
basse, il che è sfavorevole perché è proprio la grandezza a
cui siamo attualmente esposti.

• **Effetto cocktail:** la stragrande maggioranza degli EDC può agire da sola nel corpo o se miscelata con altre sostanze, così come può essere attivata, inibita o ridotta in presenza di altre sostanze.

• **Bio Ingrandimento :** Questo tipo di sostanza è bioacumulativ a , che significa che si accumulano gradualmente nel corpo degli esseri viventi, e trasmessi da un organismo all'altro come uno si muove attraverso la catena alimentare.

• **Esposizione in momenti di vulnerabilità:** alcuni periodi della vita come la gravidanza e la prima infanzia rendono la persona più incline alla contaminazione e ai danni causati dagli interferenti.

• **Sostanza in stato di latenza: a** volte possono essere necessari anni e decenni prima che si manifesti una malattia causata da EDC. Allo stesso modo, può verificarsi un salto generazionale.

Con queste informazioni elementari sugli interferenti endocrini possiamo scavare un po 'più a fondo per conoscere le tossine ormonali più comuni.

Parte II Le tossine ormonali più comuni

Capitolo 2. Bifenili policlorurati - PCBs

Bifenile policlorurati, meglio noto come PCB, è stato sintetizzato per la prima volta rende più di un secolo, intorno al 1 881 , in cui il punto è stato scoperto che questa sostanza s un incendio, molto stabile, durevole non withduc e di energia elettrica e e s un po ' volatile, presso la sala ambiente .

Tutte queste caratteristiche hanno reso il PCB il candidato perfetto per l'industria, ma non per il contatto umano. Non è stato fino parecchi anni più tardi ha cominciato a farsi sentire l'effetto s salute causando.

E l pol   bifenile iclorado   IS tá formata principalmente di cloro, carbonio e idrogeno e il livello s molecolare o forme di struttura due anelli, quindi è estremamente stabile e resistente come la scissione chimica e biologica al rave processi naturali, in altre parole, gli organismi viventi e i cicli naturali non possono metabolizzarlo.

I PCB nella vita di tutti i giorni

Il divieto di utilizzo di PCB ha avuto luogo nel corso dell'anno 1972, con lo Stati Uniti il primo paese a stabilire la norma e, infine, OTR a s nazioni , tuttavia, gli effetti della sostanza rimangono oggi.

S econdo ad uno studio della tossicologia veterinaria condotta da Bursian S. nel 2012, circa il 31% del totale della l PCB prodotta anni rimane nell'ecosistema globale e più di 780 mila tonnellate rimangono nelle apparecchiature elettriche vecchio abbandonato in campo o magazzini senza controlli efficienti.

Allo stesso modo, i bifenili sono presenti nei fluidi dielettrici, scambiatori di calore e condensatori, ma anche nei diluenti per pesticidi, saldature, adesivi, carte da lucido, sculture in metallo e lubrificanti per turbine.

Rischio di contaminazione

Se i PCB hanno smesso di essere utilizzati quasi quarant'anni fa e si trovano principalmente nelle turbine e nelle vecchie apparecchiature, non sembrano una minaccia vicina, tuttavia, la contaminazione con questa sostanza non è così complicata come sembra, devono verificarsi solo situazioni specifiche.

Quando un trasformatore si rompe, a causa di atti vandalici, incidenti, negligenza o esplosioni, il bifenile entra nell'ambiente e si espande attraverso l'acqua piovana e il deflusso che alla fine entra in contatto con il terreno ed entra nella catena trofica dove passerà da un essere vivente a un altro.

Poichè   è sostanza molto   poco biodegradabile è stato considerato un Inquinante organico persistente (IOP), ciò significa che soggiorni nella med io ambiente per lunghi periodi, copre anche secoli.

Capitolo 3. Ossidi D e policlorurati

"D ioxine" è il termine generico usato per designare un gruppo molto ampio di composti COP. S e stima che ci sono circa 75 tali sostanze yt odi li hanno comune elemento cloro nella sua struttura molecolare.

I CDD, come sono comunemente chiamati a diossine, sono non sintetizzate in laboratorio o in qualsiasi settore industriale, sono dovuti altre sostanze químic enunciato combustione e, anche se potrebbe essere considerato un sollievo, in realtà, È un grilletto ancora più potente.

Da dove vengono le diossine?

Nell'industria della carta, durante classica candeggio utilizzando cloro molecolare o ipoclorito, contenente anche cloro, ed entrambe le sostanze a reazione con le strutture di carbonio presente nel fatto ra dà n posto a diossine che vengono poi passati al mezzo ambiente.

Un altro modo in cui nascono queste sostanze è attraverso vari processi produttivi che coinvolgono sostanze clorurate , come i clorofenoli, che vengono utilizzate come antisettici, erbicidi, conservanti, disinfettanti ,pesticidi e conservanti del legno.

L come CDD anche rilasciato nell'aria e l'atmosfera in generale, attraverso le emissioni da inceneritori di rifiuti solidi dai gas emessi dai veicoli quotidiana, fumo di sigaretta e piante oleaginose. Il numero di fonti di questa sostanza a livello urbano è molto allarmante , nella nostra vita quotidiana.

Infine, sono uno dei pochi interferenti endocrini che possono essere raggiunti in natura. Si formano durante l'attività vulcanica o gli incendi boschivi e il loro stato puro è chiaramente cristallino, ma quando miscelato con ceneri e altri composti perde quell'aspetto.

Quanto sono pericolosi?

Potremmo dire che una diossina è pericolosa a seconda del tipo di sostanza che è. Come abbiamo detto prima, ci sono centinaia di diossine, ma la più tossica è 2,3,7,8-TCDD o 2,3,7,8-tetraclorodibenzo-p-diossina.

L'Agenzia internazionale per la ricerca sul cancro (IARC) e il Dipartimento della salute degli Stati Uniti considerano il tetraclorodibenzo un potenziale cancerogeno e una sostanza molto pericolosa in generale.

TCDD è responsabile di vari effetti metabolici, neuromuscolari e del sistema nervoso centrale. È anche noto per avere effetti teratogeni, cioè è un agente in grado di causare un difetto congenito o una mutazione nell'embrione durante la gravidanza .

Il clorocné è uno degli effetti più noti del TCDD, è costituito da un'eruzione cutanea simile all'acne adolescenziale, ma i brufoli e le cisti sono prodotti dalla scomparsa delle ghiandole sebacee a causa dell'esposizione a questa sostanza. Uno dei maggiori rischi di questa sostanza è la sua capacità di disperdersi. Le particelle più grandi, a causa del loro peso, verranno depositate vicino alla loro sorgente, cioè al suolo o all'acqua vicino all'inceneritore o alla fabbrica, ma il resto evapora e viene trasportato in qualsiasi direzione.

Una volta in acqua o sulla terra, le diossine entrano facilmente nella catena alimentare ed è una questione di tempo prima che raggiungano il nostro corpo.

Capitolo 4. Pesticidi organoclorurati

Un pesticida è una sostanza che sradica determinati animali e piante, che ai fini di una coltura sono considerati parassiti. La natura non ricorre a questo tipo di pratiche perché l'ordine che governa gli ecosistemi è responsabile della regolazione di ogni specie, ma poiché il sistema naturale è stato rotto, noi umani dobbiamo ricorrere ad armi chimiche progettate da noi stessi.

I composti organoclorurati sono sostanze che sono state molto utilizzate secolo scorso per creare pesticidi, da allora diclorodifeniltricloroetano (DDT) era il composto preferito, è stato anche utilizzato per controllare la zanzara *Anopheles*, che trasmette la malaria.

Il grosso problema con il DDT e altri composti organocl pregare si fuori della "sporca dozzina" è la sua elevata stabilità chimica. La loro struttura a forma di anello li rende grandi risorse per sterminare i parassiti, ma una volta all'interno dell'organismo animale continua a causare danni.

Gli organoclorurati al sole oggi

L'uso del DDT per la fabbricazione di pesticidi è stato vietato negli Stati Uniti all'incirca nel 1972 e sono stati fatti grandi sforzi per ridurre al minimo l'uso di altri organoclorurati dopo la Convenzione di Stoccolma, tuttavia queste sostanze sono ancora conservate nell'atmosfera dal la data

Molti paesi usano ancora DDT e altre sostanze in alcuni prodotti per la casa per eliminare gli insetti, quindi è conveniente analizzare i fattori di esposizione che ci mettono a rischio.

Inquinamento dell'atmosfera: per una maggiore velocità, i pesticidi vengono normalmente applicati con gli spruzzatori, quindi è molto facile contaminare l'aria in questo modo e consentire il trasporto della sostanza in altre regioni o salire ad altri livelli dell'atmosfera dove reagiscono alla luce del sole e gli altri composti che sono già lì.

Suolo: le sostanze organoclorurate sono incorporate nel terreno assorbendo la sostanza dopo la spruzzatura o anche per via aerea. Una volta depositati qui passano ai corpi idrici o subiscono processi di degradazione ed evaporazione.

Corpi idrici: i pesticidi organoclorurati e le sostanze che vengono prodotte quando vengono a contatto con l'ambiente vengono trasportati dall'aria o dal suolo negli ecosistemi acquatici e da qui nascono diverse possibilità. Queste sostanze possono biomagnetizzare, degradare, rimanere invariate o ritornare nell'atmosfera attraverso il ciclo dell'acqua.

L'obiettivo finale di questi percorsi è, ovviamente, il tessuto adiposo e alcuni alimenti vegetali, poiché si tratta di sostanze insolubili in acqua ma simili ai lipidi, come evidenziato da uno studio condotto in Svezia negli anni '70, in cui è stato trovato il DDT nei maiali e nei bovini.

Così, questo distruttore endocrino la cui missione è quella di attaccare le piaghe del nostro cibo non soddisfa più il suo lavoro una volta che raggiunge il nostro corpo e anche se essa non ci interessa allo stesso modo, certamente provoca danni alla UO per la salute.

LA DOCENA SPORCA

Esistono dodici sostanze usate in tutto il mondo che, data la loro natura chimica, sono diventate un grande conflitto. All'interno del gruppo troviamo:

Pesticidas: Aldrin, C lordano, D ieldrin, E ndrin, H eptacl o ro M iRex, T oxafeno e DDT .

Prodotti industriali: H exaclorobenceno e P bifenili.

Residui attività industriale: Diossine e F Uranos.

Capitolo 5. Sostanze perfluorurate

Il quinto distruttore endocrino che presenteremo nel libro non è in viaggio o nell'atmosfera o nell'acqua come accade con i precedenti, è entrato in casa tua al momento dell'acquisto di alcune cose di uso quotidiano.

Pentole antiaderenti, detergenti per la pulizia di tappeti speciali, alcuni indumenti impermeabili, lubrificanti, lucidanti per pavimenti e alcuni prodotti per capelli contengono sostanze perfluorurate, così come alcuni pesticidi ed emulsioni utilizzati a livello industriale.

Familiari composti perfluorad o S   è   grande ma l o s importanza   più   tossica   sono perfluorottano sulfonato   (PFOS)   e   perfluoroottanoato   (PFOA), che secondo   il C onvenzione   Stoccolma classificato come C ONTAMINANTS O rgánicos P ersistent (COP).

Una volta scoperto il rischio rappresentato dalle fasi sostanze perfluorurati sono state prese per evitare che il suo utilizzo, si s stava sostituendo le più pericolose con altri della stessa famiglia che hanno trasformato il male minaccia di una, p ero secondo il parere degli esperti questo Non è abbastanza.

In un certo numero di rivista *Environmental Health Perspectives,* per   l' anno   2015   è stato pubblicato l a "Dichiarazione di Madrid", chiedendo l'attenzione da più di 200 scienziati che sostengono che i produttori di sostanze perfluorurati non basta fornire informazioni sui loro tossicità e che, inoltre, dovrebbero essere ricercate alternative senza fluoro, poiché sarebbe una soluzione definitiva.

L'uso di sostanze perfluorurate della stessa famiglia non può essere una vera soluzione poiché la degradazione può causare PFOS o PFOA o generare i propri effetti tossicologici.

PFC, gravidanza e allattamento

Poiché le sostanze perfluorurate sono nella nostra casa, la gravidanza e i bambini piccoli sono i più sensibili a causa delle loro condizioni naturali, infatti, sono i principali colpiti. Uno studio su immunotossicità perfluorurato, diretta da Philippe Grandjean, dalla Università della Danimarca meridionale, il PFC possono causare il cancro ai testicoli nei bambini esposti durante la gravidanza o influenzare il vostro sistema immunitario.

In un altro studio condotto da Damià Barceló, direttore del Catalan Water Research Institute (ICRA), è stato analizzato il latte materno di venti donne con bambini appena nati e nel 99% dei casi è stato trovato un basso numero di PFC, senza Tuttavia, solo una donna ha mostrato un livello elevato, il che ha reso il cibo un rischio per il bambino, come raccomandato dall'Autorità europea per la sicurezza alimentare

D'altra parte, durante l' analisi delle formule per bambini e dei cibi a base di cereali per i bambini, Damià Barceló ha scoperto i PFC a basse dosi e si presume che provengano dall'imballaggio e quindi ha dimostrato due cose importanti: (1) Innanzitutto, la stragrande maggioranza La popolazione ha una certa quantità di sostanze perfluorurate nel suo corpo; e (2) in secondo luogo, dobbiamo stare molto attenti quando ci prendiamo cura di un neonato o di un bambino.

Capitolo 6. Ftalati

Gli ftalati sono una famiglia di sostanze composta in totale da ottanta membri creati sinteticamente. Nel settore il suo prezzo è molto basso e risulta essere un materiale molto versatile, quindi è stato ampiamente utilizzato dalla sua creazione.

Attualmente, puoi ottenere queste sostanze in pitture e vernici, giocattoli, argille da modellare, cosmetici, materiali da costruzione, prodotti per la pulizia, forniture mediche, adesivi e adesivi per la casa, inchiostri per stampanti, tessuti e pesticidi.

L ftalati os vengono usati principalmente come plastificanti, vengono incorporati nella vin ile, per esempio, a suavizarl o flessibile e resiliente e fare. Viene anche usato come fissatore di profumi, come nel caso di prodotti per la pulizia e cosmetici. In precedenza, era ampiamente utilizzato per realizzare giocattoli e articoli per bambini, ma grazie alla facilità con cui il composto migra e si deposita nel corpo, il suo uso era proibito.

Come ci arrivano?

L ftalati os chimicamente legame ad altre sostanze che sono mescolati in modo che emergono gradualmente nel tempo, vengono utilizzati o esposte a calore. Pertanto, l'esposizione a queste sostanze è continua e cumulativa. P hink in tutte le cose alla plastica qu e sono esposti ogni giorno e per quanto tempo.

Oltre a ciò, gli ftalati vengono emessi da qualsiasi industria che utilizza la sostanza in qualsiasi fase del suo processo di fabbricazione, in modo che non vi sia scampo, sono presenti in tutta la popolazione ma in misura maggiore o minore, tuttavia, il loro l'azione non è immediata, potrebbero passare anni prima che si manifestino sintomi.

Luis Domínguez, professore di tossicologia presso la Facoltà di Medicina dell'Università di Las Palmas di Gran Canaria, spiega che gli ftalati entrano attraverso la pelle, attraverso il tratto respiratorio o digestivo, passano nel flusso sanguigno e sono distribuiti in tutto il corpo e raggiungono le cellule del tessuto, dove aspettano indefinitamente.

Si spera che siano state stabilite misure proibitive intorno a queste sostanze, ma ciò non ha prodotto i risultati previsti. Un'indagine condotta sulla popolazione americana indica che nell'organismo delle 11.000 persone studiate, gli ftalati, il cui uso è proibito , sono stati sostituiti da nuovi non ancora regolamentati.

Sembra quindi che viviamo molto vicino a queste sostanze, potremmo considerarle un elemento chimico come al solito per noi come ossigeno, ma resta da vedere quanto possa essere dannoso per la nostra salute e quali misure possiamo prendere.

Capitolo 7. Bisfenolo-A

Il settimo disgregatore endocrino nell'elenco, è molto associato al cibo , infatti, quando si mangia un alimento confezionato, c'è una grande possibilità che tu stia assumendo una certa dose di bisfenolo-A nel tuo corpo.

Il bisfenolo-A o BPA, è un prodotto chimico industriale che viene utilizzato come rivestimento per lattine da oltre cinquant'anni e per la produzione di plastica , resine e CD in policarbonato .

Bottiglie d'acqua, contenitori per alimenti in plastica preservano, bottiglie, giocattoli per neonati e alcuni contenitori per bevande analcoliche sono alcuni prodotti d e l'uso quotidiano, si sono esposti a questa sostanza. Come puoi vedere, il bisfenolo è comune per noi dato l' uso costante della plastica.

Secondo il Center for Disease Control and Prevention (CDC) oltre il 90% degli americani ha tracce di BPA nel corpo, tuttavia, non superando la "dose giornaliera tollerabile". I bambini, d'altra parte, non corrono così fortunati. L' Autorità europea per la sicurezza alimentare (AESA), nel 2013, ha pubblicato un rapporto in cui si spiega che i bambini di età compresa tra 3 e 10 anni sono molto più esposti al bisfenolo a causa del consumo di cibo, in relazione al loro peso corporeo, È superiore durante quel periodo che in altre epoche.

Dall'imballaggio al corpo

E l BPA , come tanti interferenti endocrini, è presente in aria, acqua e suolo, ma in piccole quantità che non rappresentano un grosso rischio, il vero problema sorge quando NBT risulta dalla plastica contiene e Succede al cibo.

La migrazione di BPA può avvenire da una bottiglia al liquido, nel momento in cui un contenitore viene riscaldato nel forno a microonde, quando è congelato o quando viene conservato all'interno del frigorifero. Con "materie plastiche sicure" questo cerca di minimizzare.

Il polietilene tereftalato (PET) e il polipropilene (PP) sono due materiali che trasmettono fino a 0,01 mg / kg, una quantità inferiore rispetto alle lattine e altri tipi di plastica utilizzati per lo stesso scopo.

Bisfenolo Migrazione- A

Affinché il bisfenolo lasci la plastica, devono verificarsi determinate condizioni specifiche, ad esempio quando il pH dell'alimento è basso (acido) la migrazione è maggiore, come nel caso dei succhi di agrumi, della salsa di pomodoro e delle bevande gassate.

Allo stesso modo, il deterioramento della plastica, la temperatura, il tempo di esposizione e il tipo di materiale utilizzato per rendere la confezione influenzano la quantità di bisfenolo che passa nel cibo.

Capitolo 8. Parabens

Se continuiamo a fare una casa tour per distruttori endocrini che sono stati nel filtraggio, il prossimo luogo si dovrebbe verificare è il bagno, qui si ottiene parabeni, una delle sostanze chimiche più comunemente utilizzati nel settore co s Metica.

I parabeni sono sostanze chimiche che vengono utilizzate come conservanti nei prodotti di bellezza e in determinati farmaci. Il motivo per cui viene utilizzato è che con esso si ottiene un effetto battericida e fungicida, cioè impedisce la crescita di microrganismi nel prodotto, inoltre, è economico.

Il 80% di cosmeti I che esistono sul mercato paraben e circa il 90% sono sintetici. I parabeni organici, tipici di alcune piante e frutti, sono metabolizzati nel corpo e non rappresentano un problema, ad esempio i mirtilli.

Sulle etichette di alcuni prodotti puoi vedere i nomi dei diversi membri della famiglia dei parabeni, di solito in inglese, come methylparaben, propylparaben, butylparaben e benzylparaben. Alcuni altri prodotti industriali contengono anche queste sostanze.

Anche le lattine di pesce, i preparati a base di latte, le marmellate, gli oli, i ceppi, i colliri nasali e per gli occhi e le schiume da barba contengono parabeni e sostanzialmente svolgono la stessa funzione: prevenire la proliferazione dei batteri e prolungare la durata di conservazione del prodotto.

Sono al sicuro?

Per più di quindici anni si pensava che i parabeni fossero sostanze a bassa tossicità e molto sicure poiché il corpo le assorbe, le metabolizza e le espelle, quindi non sono state create restrizioni riguardo al loro uso, tuttavia, anni dopo quell'idea È stato sostituito da uno non molto incoraggiante.

E n 2004 un gruppo di oncologi dell'Università di Reading, Edimburgo, estudi aron cancro dei tessuti e il 90% dei campioni da pazienti con cancro al seno sono stati contaminati da tracce di parabeni. Secondo gli studi del *Cosmetic Ingredient Review* (CIR), l'uso di parabeni nei cosmetici non è un rischio in quantità inferiori al 25% e la concentrazione della sostanza varia di solito tra lo 0,01 e lo 0,3%.

L'opinione di molti scienziati e medici differisce per quanto riguarda gli effetti di questa sostanza sulla salute, ma molti concordano sul fatto che stanno causando allergie. Dermatite da contatto, si gonfia ma c ionico, arrossamento e secchezza della pelle sono i sintomi di una reazione parabeni quando la pelle o il cuoio capelluto esposti ai cosmetici, coloranti, creme e alcuni farmaci.

Capitolo 9. Triclosan

Nella stanza da bagno con parabeni è triclosan, e l disgregatore nono sulla lista e uno dei più legati all'igiene, in particolare della bocca e dei denti.

Il triclosan è un composto chimico che, come i parabeni, è usato come conservante perché inibisce la crescita delle colonie batteriche. Attualmente è presente in oltre duemila prodotti sul mercato e, come previsto, è anche all'interno della nostra agenzia.

In uno studio condotto nel Stati Uniti , il triclosan è stato trovato in circa il 75% dei campioni di urina analizzati, nelle persone di DIF entità età e di entrambi i sessi e di naturalmente, la loro presenza genera effetti sulla salute dell'organismo . Questo ci porta a chiederci perché questa sostanza sia utilizzata così tanto.

Triclosan è presente in dentifrici, collutori, deodoranti, gel doccia, prodotti per il trucco e la pulizia delle unghie, è utilizzato anche a livello farmaceutico, ma il suo aumento del mercato è stato effettivamente realizzato con la creazione di dentifrici "Protezione totale".

Quando ha scoperto il grande effetto battericida, l'industria ha pensato che i prodotti per l'igiene orale con questa sostanza chimica avrebbero risolto la gengivite e l'alitosi, che hanno origine nella proliferazione dei batteri e sebbene, fosse una saggia decisione in quell'aspetto non è stata presa considerando l'effetto negativo che genera.

Secondo l'Unione Europea, la concentrazione massima consentita che non compromette la salute è dello 0,3% per dentifrici e saponi per il corpo; collutorio è al 0,2 %, tuttavia, questo non considera l'effetto cumulativo può avere sulle spazzolini.

Lo stesso studio condotto dai chimici dell'Università del Massachusetts Amherst ha rivelato che l'accumulo di triclosan nelle setole degli spazzolini da denti può essere aumentato da sette a dodici volte al di sopra della dose raccomandata di esposizione giornaliera.

Triclosan nell'ambiente

Triclosan non solo rimane nel bagno di casa tua, ma è anche presente nell'ambiente. In generale, la sostanza raggiunge gli ambienti acquatici - sia i fiumi che il mare - attraverso le acque reflue, ma può anche passare ad altri ecosistemi attraverso spazzolini da denti scartati e rifiuti di produzione industriale.

L'effetto del triclosan quando è nell'ambiente è la resistenza. La sua funzione naturale come sostanza chimica è quella di rispondere come battericida e ciò avviene in primo luogo, ma dopo un periodo di tempo i microrganismi sopravvissuti diventano più forti sta creando resistenza.

Per questo motivo, la Food and Drug Administration (FDA) suggerisce il suo completo ritiro dal mercato. Quando un organismo crea resistenza a una sostanza, diventa immune ad essa, quindi il trattamento di un'infezione, ad esempio, sarà più complicato.

Capitolo 10. Muschi

Se continuiamo ad analizzare i cosmetici presenti nel tuo bagno, oltre al triclosan e ai parabeni, troveremmo muschi, dai profumi del corpo di lunga durata, la cui durata è così lunga che gli scienziati hanno ottenuto campioni di profumi nei laghi e nei fiumi.

Un muschio è considerato una sostanza grassa con un forte odore, secreto dalle ghiandole di cervo e bue muschiato, oltre ad altri animali e piante con un odore simile. In precedenza, queste sostanze chimiche venivano ottenute dalla morte dell'animale e dall'estrazione dell'olio dalla pianta, ma l'industria si impegnò presto a replicarla sinteticamente per ottenerle in un volume maggiore.

In questo modo, oggi otteniamo muschi policiclici, galaxolide e tonalide e due tipi di muschi nitro generati, tutti ingredienti principali nella produzione di profumi.

I muschi sintetici non si decompongono nell'ambiente, come nel caso di quelli naturali, rimangono intatti per decenni, anche quando si sono già depositati nel tessuto di un animale o di un essere umano, dove possono causare malattie.

Secondo la rivista *Environmental Science and Technology*, i muschi sono stati trovati nel tessuto adiposo umano e nel latte materno e non si sa ancora quali siano gli effetti, tuttavia alcuni studi sugli animali indicano che queste sostanze potrebbero essere responsabili di alterazioni il sistema endocrino e alcuni tipi di cancro.

Un'esposizione non necessaria

Se la funzione dei profumi viene analizzata rispetto a quella di altri cosmetici, si potrebbe concludere che si tratta di un prodotto superfluo, poiché la nostra igiene e salute non dipendono da esso, al contrario, ci espone e compromette l'ambiente intorno a noi.

I muschi sintetici, come molte altre sostanze, sono integrati nella catena alimentare e passano da una spezia all'altra con effetti sfavorevoli o rimangono nell'ecosistema per anni, inquinando a diversi livelli, come nel nostro corpo.

Sono stati trovati campioni di muschi sintetici nel sangue, nel grasso, nel latte materno e persino nei bambini neonati, che li ricevono dalle loro madri durante la gravidanza.

Sembra che di tutti gli interferenti endocrini studiati finora, per i muschi sintetici sia pagato un prezzo molto alto per il prodotto ottenuto, che non appare come una necessità, poiché la sua attuazione nei profumi influenza i corpi idrici dell'organismo di neonati.

Capitolo 11. Filtri ultravioletti

Le creme solari sono uno dei prodotti più consigliati per la protezione e la cura della pelle perché hanno la sorprendente capacità di agire come un'armatura invisibile contro i potenti raggi del sole, ma mentre sono sani per la nostra pelle, il resto del nostro corpo Non beneficia allo stesso modo.

In quasi tutte le creme solari sul mercato otterremo avobenzone, ossibenzone, ecamsule e octocrylene, sostanze chimiche che la Food and Drug Administration (FDA) ha considerato sicure fino a poco tempo fa. Questa agenzia di salute ha condotto quest'anno 2019 ricerca pubblicata su JAMA, in cui si è scoperto che i quattro composti di cui sopra sono assorbiti dalla pelle d irigidos al flusso sanguigno, dove essi rimangono più di 24 ore dopo l'applicazione e si accumulano con esposizione giornaliera alla sostanza.

Per raggiungere queste conclusioni, sono state utilizzate quattro presentazioni commerciali di filtri solari tra 24 persone (12 uomini e 12 donne) e ai partecipanti è stato chiesto di applicare il prodotto quattro volte al giorno per quattro giorni, dopo questo periodo le concentrazioni sono state analizzate in il sangue.

I risultati riflettono avobenzone, l'oxybenzone, octocrylene l'ecamsule e superare il tasso raccomandato solo sul primo giorno di utilizzo e anche oxybenzone può raggiungere anche i sette - giorni di permanenza, possono soggiornare in latte materno.

La FDA ritiene che mentre le quattro sostanze chimiche superano il limite giornaliero raccomandato non rappresentano una minaccia per la salute, tuttavia, sono ancora necessarie ricerche per dimostrare il loro vero effetto sulle concentrazioni plasmatiche.

Damag anni in dell'ecosistema marino

È stato dimostrato che oxybenzone, che si trova a circa il 60% della protezione è sole è in qualsiasi delle sue presentazioni, è responsabile di danni significativi agli ecosistemi marini, barriere specialmente corallo.

In uno studio pubblicato su *Archives of Environmental Contamination and Toxicology,* i ricercatori hanno diluito l'ossibenzone in diverse concentrazioni in vasche con larve di corallo e dopo otto ore di esposizione hanno perso mobilità, colorazione e adottato una forma circolare atipica
.

L'effetto delle concentrazioni più elevate è stato il più sorprendente poiché hanno causato danni al DNA e quindi la morte dei coralli. Lo studio è stato ripetuto in diverse aree e in tutti i casi sono stati osservati gli stessi effetti.

Nell'uomo, l'effetto non è così drastico come nei coralli, tuttavia, dobbiamo tenere conto del fatto che non sono ancora stati condotti studi per approfondire l'effetto della sostanza nell'organismo.

Capitolo 12. Pesticidi organofosforici

Il dodicesimo disgregatore che sarà annunciato in questo libro è ampiamente usato nei campi, dove la frutta e la verdura che portiamo sulla nostra tavola crescono ogni giorno. Sfortunatamente, le persone più esposte ad essa sono i lavoratori agricoli, tuttavia la sostanza può facilmente raggiungere le città, dove viviamo.

Pesticidi organofosfati, molto diffusi nel vasti campi, sono costituiti da composti s struttura organica che hanno diversi atomi di fosforo e agiscono come inibitori di enzimi responsabili certo funzionamento del sistema nervoso. L'effetto tossico dei composti del fosforo è ben noto e nonostante ciò, ogni anno si verificano numerosi incidenti. N ada più in America centrale, si stima che il 3% dei lavoratori agricoli esposti a pesticidi soffrire acuta avvelenamento ogni anno .

I composti organofosforici, come la clorpiriflora (CPF) ad esempio, a dosi elevate e molto alte producono effetti neurotossici, ma non si sapeva cosa accadde con basse concentrazioni fino a quando un gruppo di scienziati argentini si dedicarono a scoprirlo e sorprese le autorità sanitarie con i risultati

Danno a piccola dose

Ricercatori della Facoltà di Farmacia, Biochimica e Medicina dell'Università di Buenos Aires e scienziati dell'Università Nazionale di Comahue, hanno studiato gli effetti dell'esposizione a basse dosi di clorpirifos nei ratti e nelle colture cellulari. Entrambi gli oggetti di studio sono stati analizzati separatamente.

La quantità di clorpirifos a cui sono stati esposti gli animali da esperimento era l'assunzione giornaliera ammessa e la dose massima in cui non si osservavano effetti. Quando sono state osservate femmine di ratto , hanno presentato cambiamenti nel tessuto mammario e nell'iperplasia e i ricercatori hanno scoperto percorsi di proliferazione cellulare e migrazione attivi.

Nei ratti maschi l'effetto ha mostrato che il clorpirifos agisce come un distruttore endocrino. Gli animali nel test sono stati sterilizzati e non avevano la possibilità di produrre ormoni, tuttavia, la presenza della sostanza ha generato un'inibizione dell'asse ipotalamo ipofisario, cioè ha agito come se fosse un estrogeno endogeno.

D'altra parte, le linee cellulari hanno ricevuto dosi selezionate al di sotto delle quali muoiono il 50% delle cellule e sono stati osservati comportamenti diversi nelle cellule estrogeno- dipendenti e indipendenti, entrambi i modelli sono carcinogenesi mammaria.

L come cellule dipendenti essendo esposta a basse dosi di CPFse indotti a proliferazione cellulare e la crescita è stata la migrazione effetto, un classico meccanismo di progressione tumorale. Nelle linee cellulari indipendenti dagli estrogeni, si è verificata solo la morte a causa di uno squilibrio chimico più nessuna proliferazione o migrazione.

Le conclusioni di questo ampio studio sono allarmanti perché questo composto chimico è usato molto ampiamente, quindi il problema di salute pubblica che potrebbe essere generato da esso avrebbe proporzioni uguali a quelle del suo uso.

Capitolo 13. Tributilesta ñ o

Per conoscere questo nuovo disgregatore, dobbiamo localizzarci sulle coste marine, in particolare sulle navi, che sono la principale fonte di emissione di tributilstagno , una delle sostanze più pericolose per la vita acquatica.

Le pareti esterne delle barche e delle turbine sono rivestite con una vernice speciale a base di tributilstagno o TBT, evitando così incrostazioni o *biofouling,* che è la colonizzazione della struttura da parte degli organismi marini. Quando molluschi, alghe e batteri subentrano dalla superficie di una barca rende più lento e quindi ha un consumo di carburante, più in molti casi, danni molto costosi che si verificano nel metallo.

Per evitare tutti questi problemi nei primi anni Sessanta è usato ro n antivegetativa vernici contenenti arsenico , mercurio e vari pesticidi, ma era costoso e, infine, tributilstagno è stato considerato un costo più molto - soluzione efficace, tuttavia, il prezzo da pagare La vita marina è piuttosto alta.

Più che un semplice repellente

L'idea originale delle vernici antivegetative era di tenere le specie problematiche lontane dalla superficie delle imbarcazioni, ma provocava danni eccessivi a causa della natura chimica del composto .

Tributilstagno (TBT) presenta un atomo di stagno e tre gruppi di butile , così ha poca solubilità in acqua, infatti,

43

il composto preferisce per unire le particelle in sospensione e letto sedimenti marini volta qui inizia generare problemi negli organismi acquatici.

E 'stato dimostrato che il TBT è responsabile per la deformazione nei gusci di ostriche, di effetti neurotossici e teratogeni , cioè, mutazioni nel dell'embrione. Per gli altri, si genera un effetto chiamato "imposex" , costituito dalla imposizione di cambiamento di sesso in gasteropodi (lumache) .

Secondo una ricerca condotta nel 2017 da Norma Sbarbati, in Argentina, la TBT nei molluschi può causare sterilità e aumento della mortalità e causare danni al DNA, ma non sono le uniche specie, anche i mammiferi sono colpiti modo simile.

La diminuzione della spermatogenesi, dell'obesità, delle malformazioni e dell'inibizione dei linfociti, sono stati alcuni degli effetti osservati in diversi studi di laboratorio su topi e non è difficile esporre un mammifero a questa sostanza, perché non è solo usato nelle barche, ma anche È utilizzato nel trattamento del legno, nella pulizia dei tessuti e nella produzione di PVC.

Capitolo 14. Solventi e alifenoli

Alle lquilfenol IS sono un gruppo di sostanze chimiche che sono utilizzati industrialmente per fabbricare tensioattivo, un prodotto con la capacità di ridurre la durezza superficiale dell'acqua.

Gli alifenoli fanno sì che le molecole scivolino insieme e non possano aderire, quindi interagiscono inevitabilmente con olio e grasso nell'ambiente. Sapendo questo è molto facile da indovinare dove è è a sostanza: nei detergenti, saponi, formazione di schiuma e emulsionanti.

Si stima che la produzione annua di alchilfenoli si avvicina a 500.000 tonnellate in tutto il mondo e che circa il 60 % di essi vengono scaricati l'ambien te acqua dopo l'uso. Allo stesso modo, l'80% corrisponde all'ottilfenolo e al nonilfenolo, i due alchilfenoli più utilizzati ma più tossici.

I nostri vestiti sono contaminati

Gli alchilfenoli sono presenti nei prodotti tessili di finitura , come evidenziato dalle ricerche condotte da Greenpeace nel 2003 in cui è stata studiata la polvere domestica e rilevata la presenza di ftalati, composti organostannici, formaldeide e alchilfenoli.

Queste sostanze vengono utilizzate per timbrare, prevenire l'usura del tessuto e conferire determinate proprietà detergenti , ma la loro permanenza nel tessuto è effimera e le particelle vengono rilasciate lentamente nell'ambiente.

In   quell'anno Greenpeace analizzò i   capi delle più importanti aziende e trovò la presenza di nonilfenolo etossilato in più di quattordici marchi. La maggior parte allarmante secondo per l'organizzazione è che il nonilfenolo è un distruttore endocrino molto potente.

Un altro modo per contaminare i nostri capi ed esporci agli alchilfenoli è attraverso l'uso costante di detergenti e saponi da bucato, che ha il supplemento per contaminare l'acqua e, di conseguenza, gli ambienti marini, i laghi e i fiumi.

Sviluppo sessuale e alchilfenoli

Diversi esperimenti condotti negli ultimi anni mostrano che i roditori esposti al nonilfenolo, prima e dopo la nascita, sviluppano testicoli più piccoli e meno spermatozoi alla maturità, anche se si tratta di una piccola quantità della sostanza.

Anche i pesci hanno uno sviluppo sessuale interessato, ma sembrano ermafroditi. Le indagini condotte in alcuni corsi d'acqua nel Regno Unito hanno indicato che i pesci con questo problema erano concentrati proprio nei punti di scarico degli impianti domestici di trattamento delle acque reflue.

L'abbigliamento è la nostra seconda pelle e per gli scienziati è inquietante che una sostanza così dannosa ci sia così vicina. Resta da vedere come la scienza affronti questa situazione in modo compromettente per la nostra salute.

Capitolo 15. Stirene

XV endocrino l elenco è uno dei pochi che il nostro corpo è in grado di assimilare e scartare un paio d'ore dopo aver inquina fanno , tuttavia, ci sono così esposti a stirene ed il corpo umano è così sensibile al suo assorbimento ng Questo può essere pericoloso come il resto.

Lo stirene è una sostanza liquida prodotta sia in natura che nell'industria, alcuni microrganismi come batteri e funghi producono stirene nei loro processi metabolici. Per noi, la sostanza è una minaccia quando proviene da processi di combustione e produzione.

Materiali da imballaggio, tappeti, fibre di vetro e isolanti contengono stirene sotto forma di lunghe catene note come polistirolo e, a livello industriale, durante la produzione di tutti questi elementi vengono rilasciate grandi quantità di sostanza.

Stirene nel nostro corpo

Grazie all'attività industriale, lo stirene è presente nell'aria, nel suolo e nell'acqua in quasi tutte le città del mondo e, in misura minore, negli ambienti rurali . Nel suolo e l'acqua può essere degradato p o r l'azione di microrganismi o evaporare nell'atmosfera, nelle dell'aria garantisce degradazione un paio di giorni.

Lo stirene entra nel nostro corpo per inalazione, ingestione o contatto con la sostanza, è sufficiente toccare con le dita un prodotto che lo contiene in modo che entri direttamente attraverso il derma.

Lo stesso accade quando il cibo acquisisce la sostanza grazie all'imballaggio, ma in questo caso vengono da noi per ingestione. Inaliamo lo stirene dall'ambiente e coloro che sono più esposti sono operai.

Una volta nel nostro corpo del 85% di stirene in 24 ore viene eliminato attraverso l'urina e circa il 5% p ttraverso l'aria che respiriamo, ma questo periodo breve è sufficiente a causare danni al corpo.

I ratti esposti ad alte dosi di stirene soffrono di alterazioni nel processo di apprendimento e lo sperma danni in età adulta, in aggiunta Pr Ogram Tossicologia Nazionale del Dipartimento di Salute e Servizi Umani del del Regno Unidosclasifica per l stirene come "ragionevolmente prevedere sarà cancerogeno".

Ricorda che l'effetto che una sostanza può avere sull'organismo dipende dal tempo di esposizione e dalla sua concentrazione, quindi non sorprende che lo stirene lasci tracce sul nostro corpo anche quando non è immagazzinato nel tessuto.

Capitolo 16. Paraffine clorurate

Paraffine clorurate o CCPD sono una delle industrie più invasivo chimica e girare uno con la più grande capacità di diffusione, tanto che piccole percentuali di questa sostanza chimica sono stati trovati in diverse specie dell'Artico, presunta molto comma e Lontano dalle grandi città.

L a s CCPD sono liquidi insolubili in acqua con una elevata stabilità chimica e vengono rilasciate nell'atmosfera durante la produzione, l'immagazzinamento, il trasporto e l'uso , in altre parole, viene rilasciato n all'ambiente circostante e inquina n essenzialmente loro intere vita.

Paraffine utilizzati n produzione di plastica, p inturas e l ubricantes i ndustrial, ma anche paraffine clorurate trovati nei giocattoli, adesivi, tessili, attrezzature sportive e utensili in una concentrazione del 11%, che supera livelli consentiti dalle agenzie sanitarie.

SCCP sono stati rilevati in aria, acqua, fiume e lago s acque reflue, pesci, mammiferi e regioni remote come l'Artico, questo perché le condizioni ambientali degrada campione d E molto lentamente, ma grazie al La produzione industriale si accumula molto velocemente.

Le paraffine entrano nella catena alimentare attraverso gli organismi acquatici, sono le prime a esporsi e i mammiferi si contaminano nutrendosi di loro. Questo spiega perché il PCCC è stato misurato nel latte materno delle donne Inuit nel nord del Quebec e nelle tribù indigene del Nord America.

Pericoloso per C onvenzione Stoccolma

Nel 2017, nella convenzione di Stoccolma paraffine clorurate nell'allegato A della convenzione incluso, il che significa che la sostanza deve essere rimosso e limitato la sua miscela con altri composti ulteriormente. Fino ad oggi, le paraffine non erano state studiate a fondo come una minaccia per la salute umana.

In uno studio di due anni condotto dal National Toxicology Program degli Stati Uniti, è stato valutato l'effetto dell'esposizione di topi femmine e maschi a paraffine clorurate. I cambiamenti osservati nei topi sono stati cambiamenti nella respirazione, diminuzione dell'attività, problemi alla colonna vertebrale, adenomi e carcinomi epatocellulari.

Tale studio ha concluso che è stato necessario per verificare gli effetti che potrebbe avere sulla salute umana e presto l' Agenzia Internazionale per la Ricerca sul Cancro Consideriamo o qualche CCPD sono possibili cancerogeni.

Capitolo 17. Piombo

Fino a questo capitolo abbiamo elencato varie sostanze chimiche che agiscono come interferenti endocrini, la maggior parte di esse è sintetizzata e quindi incorporata nei processi industriali, ma ciò non accade con il piombo e i metalli successivi da menzionare, esistono già in natura ma il loro uso nelle nostre attività li rende un pericolo.

Il piombo è un metallo tossico che può prendere l' ADVAN NTRA nella crosta della Terra, è stato scoperto nel 1899 e rapidamente le possibili applicazioni sono stati studiati. Oggi il piombo provoca danni alla salute umana è noto a tutti, però, e la sostanza è presente in tod come parti.

Dov'è il piombo?

Questo metallo viene utilizzato per produrre cosmetici, giocattoli, medicine, smalti, gioielli, vernici, carburanti e viene utilizzato nell'industria metalmeccanica per la saldatura. Allo stesso modo si ottiene attraverso l'estrazione e il riciclaggio.

Le emissioni di piombo raggiungono acqua, aria e terra e a questo punto continua la contaminazione delle specie, compresa quella umana. Un modo comune in cui ci esponiamo a condurre è attraverso l'acqua potabile canalizzata attraverso tubi di piombo o saldati con questo metallo.

Cosa fa il piombo nel nostro corpo?

Il piombo entra nel corpo attraverso l'assorbimento intestinale, attraverso la pelle e per inalazione e una volta all'interno viene trasportato nel flusso sanguigno a tutti gli organi e tessuti, di solito si accumula nelle ossa, nei denti, nel fegato, nel cervello , milza, reni e polmoni. Durante la gravidanza attraversa la placenta.

Il piombo contenente vapore consente il 50% di assorbimento da parte del corpo , che colpisce rapidamente gli organi molli e impedisce la fissazione del ferro nel sangue, causando anemia.

Una delle condizioni più note causate dal piombo si chiama "saturnismo" ed è una forma di avvelenamento che blocca la sintesi dell'emoglobina e altera il trasporto di ossigeno al sangue .

Lead e sviluppo riproduttivo

Le madri esposte a questo metallo mostrano un alto tasso di aborti e di nati morti, anche i bambini con basso peso alla nascita e nascite premature hanno un'incidenza più elevata. Diversi
studi dimostrano che la fertilità maschile diminuisce quando il livello di piombo nel sangue supera 40ug / dl o viene mantenuto a 25ug / dl per diversi anni. Il metallo influenza il processo di spermatogenesi e genera disturbi mestruali nelle donne.

Negli adolescenti, l'effetto che provoca è il ritardo della maturazione sessuale secondo uno studio del National Health and Nutrition Examination Survey condotto negli Stati Uniti.

Il menarca, la comparsa di peli pubici e lo sviluppo del seno sono significativamente ritardati quando la concentrazione di piombo nel sangue supera i 40ug / dl.

Questi sono solo alcuni degli effetti che il piombo ha sulla salute. Siamo di fronte a uno dei metalli più tossici, che compromette soprattutto la salute dei bambini, il cui peso corporeo e le cui abitudini li rendono più vulnerabili.

Capitolo 18. Cadmio

Il cadmio è un metallo naturale che ha la curiosa proprietà di agire come un vero distruttore endocrino, una volta entrato nel corpo compete con i recettori degli estrogeni e invia segnali erratici al corpo. Senza dubbio questo è uno dei suoi effetti più pericolosi.

Questo metallo pesante non è libero, di solito è associato a zinco, piombo e rame ed è ottenuto mediante fusione e raffinazione, solo il cadmio si trova puramente attraverso la greenockite che è un solfuro di metallo.

Attività vulcanica, l'erosione delle rocce e incendi boschivi stampa n po 'di cadmio in atmosfera, ma la maggior parte delle emissioni proviene attività industriale umana.

Come il cadmio viene a nosotr voi?

Il cadmio raggiunge il nostro corpo attraverso l'ingestione e l'inalazione, così come altri interferenti sintetici. L'applicazione di fertilizzanti chimici aggiunti al terreno e l'acqua e ste metallo e piante e animali creano una certa resistenza ad esso, ma passa su noi quando li alimentano.

Pesci e molluschi, che sono contaminati dall'acqua e dall'assunzione di plancton hanno alte concentrazioni di cadmio nei loro tessuti, così come le cozze, le alghe e alcuni funghi come i funghi.

Anche il cacao e il tabacco incorporano il cadmio nella loro biomassa . C gallina una persona fuma generato ossido di cadmio viene rapidamente assorbito dal corpo e si stima che il 50% di tutto il metallo inalata questa forma entra nel flusso sanguigno.

Cadmio come distruttore endocrino

Il cadmio è in grado di legare e attivare il recettore degli estrogeni $\alpha\square$, infatti, compete con l'estrogeno naturale per prendere il suo posto nel nostro corpo e quando riesce induce la proliferazione cellulare e aumenta l'espressione dei geni regolati da questo ormone .

Uno degli effetti probabili è l'insorgenza precoce della pubertà, l'Aument o il peso del Uther oe sviluppo delle s ghiandola s giovani donne, negli uomini riduzione della qualità dello sperma e alterazioni di ormoni sessuali è possibile.

D'altra parte, le donne in gravidanza esposte al cadmio possono sperimentare aborti spontanei e feti contaminati dal peso alla nascita. È stato anche dimostrato che il cadmio riduce la sintesi della leptina, un ormone che regola l'organogenesi e lo sviluppo fetale.

Sapere che il cadmio è uno dei metalli più utilizzati nell'industria dovrebbe essere una delle nostre priorità per trovare il modo di proteggerci, ma questo sarà discusso più avanti in questo libro.

Capitolo 19. Nickel

Il metallo che segue nella nostra lista di potenti interferenti endocrini è il nichel, il cui aspetto solido è bianco-argento e viene utilizzato per produrre acciaio inossidabile, monete, gioielli, valvole e scambiatori di calore.

Il nostro contatto con il nichel è sia diretto che indiretto, raggiunge il nostro corpo attraverso cibo e acqua ma anche attraverso utensili da cucina e gioielli e sebbene il corpo non assorba grandi quantità di metallo attraverso la pelle circa 20 La% della popolazione è sensibile e presenta dermatite, arrossamenti e prurito.

Nichel nel cibo

Il nichel viene rilasciato nell'ambiente da fonti naturali e antropogeniche, ad esempio attraverso la combustione di carbone e petrolio, la produzione di leghe, la galvanica e l'incenerimento dei rifiuti.

Una percentuale importante del metallo è fissata nel terreno dalle piante e viene introdotta nel nostro corpo ingerendo i suoi frutti. Nei terreni acidi, il metallo nichel ha ancora più mobilità e quindi penetra negli strati profondi fino a raggiungere le acque sotterranee.

In alcuni luoghi come l'India, Gopi e Kumar, numerosi studi hanno dimostrato che la principale fonte di contaminazione del nichel negli ambienti acquatici proviene dai detriti delle navi e dalle sue vernici anticorrosive. Nel Mediterraneo, l'inquinamento dei corpi idrici marini e quindi delle specie che li abitano proviene da agricoltura, industria e sviluppo del territorio .

Una volta che i molluschi e i pesci integrano il nichel nei loro tessuti, ci passano quando li mangiamo e apparentemente il processo di cottura aumenta la concentrazione del metallo a causa della perdita di acqua.

Se un alimento riesce a raggiungere la nostra cucina senza essere contaminato con il nichel, è molto probabile che perde la sua purezza quando viene a contatto con gli utensili da cucina e si espone al calore, poiché il metallo è presente nell'acciaio inossidabile e nella pietra e viene gradualmente rilasciato con l'uso.

Nichel e sistema endocrino

Il sistema neuroendocrino del corpo dei mammiferi particolarmente AFECT vedi ad sali o nichel, che inducono variazioni prolattina e luteinizzante livelli ormonali , due ormoni coinvolti nelle funzioni riproduttive femminili.

In uno studio condotto su 356 lavoratrici russe di una raffineria di nichel, è stato osservato un aumento del tasso di aborti spontanei (15,9%), rispetto al tasso corrispondente a 342 donne locali con un'altra occupazione (8,5%).

D'altra parte, negli studi con ratti e topi è stata osservata una degenerazione testicolare quando gli animali sono stati esposti al solfato di nichel . È anche noto che questo metallo è genotossico, il che significa che produce alcune anomalie genetiche .

Se la cellula presenta anomalie e non è in grado di invertire i cambiamenti, il ciclo cellulare continua con l'errore e questo può portare a proliferazione incontrollata, alterazione dell'apoptosi cellulare e infine allo sviluppo del cancro.

Dati i rischi suggeriti dall'esposizione al nichel, dovrebbe diventare una preoccupazione per noi evitare il contatto con il metallo e le sue forme più tossiche, perché sebbene l'inalazione e l'assunzione non vengano assorbite rapidamente attraverso la pelle, entrano nel nostro corpo quantità significative.

Capitolo 20. Mercurio

Il mercurio è uno dei metalli tossici più noti, infatti sono state condotte campagne di prevenzione in Spagna e in altri paesi europei in cui le donne incinte sono invitate ad evitare il consumo di pesce, molluschi e crostacei durante la gravidanza.

Mercurio è un metallo bianco, argento altamente tossico solo che a 0 è allo stato liquido. Questo prodotto chimico n o è essenziale in ogni processo biologico, tuttavia, si accumula facilmente nella maggior parte delle cose viventi.

In natura si può essere trovato mercurio la forma di solfuri di mercurio, arsenico , ferro e antimonio, ma anche può essere attaccato ad altri minerali , come e l zinco, rame, oro e piombo .

Come mercurio ottiene nel nostro corpo?

Il mercurio può entrare nella via respiratoria, digestiva o cutanea, il primo è uno dei più efficaci. Sia mercurio elementare e composti inorganici derivati sangue raggiunge un'efficienza del 80% dopo l per inalazione, cioè l'80% della sostanza inalata raggiunge il flusso sanguigno.

D'altra parte, il mercurio inorganico del tratto gastrointestinale viene assorbito nello 0,01% perché il metallo non interagisce con altre biomolecole, mentre i composti inorganici del mercurio vengono assorbiti tra il 2 e il 15%, a seconda della loro solubilità. L I composti organici ingestione è assorbito in 95%.

Il più alto ambiente le emissioni di mercurio proviene dall'industria metallurgica e delle acque reflue dalle città , ogni anno circa un migliaio di tonnellate del metallo vengono rilasciati da reti fognarie per la superficie della terra .

Effetto del mercurio nel corpo

Il mercurio ha la capacità di far precipitare le proteine sintetizzate dalle cellule, principalmente dai neuroni e inibisce i gruppi solfidrile di numerosi enzimi essenziali, altera così i sistemi metabolici ed enzimatici, inibisce anche la sintesi di proteine nei mitocondri e ne blocca la funzione energia.

Per quanto riguarda l'effetto che può avere sui bambini , gli scienziati non hanno raggiunto prove conclusive.

In Spagna, è stato realizzato il Progetto INMA (Bambini e Ambiente), in cui è stata analizzata la concentrazione di mercurio nei 1800 neonati di Valencia, Sabadell, Asturie e Guipúzcoa.

I livelli nei neonati sono stati elevati ad un tasso superiore del 24% come raccomandato o dall'Organizz azione mondiale della sanità e del 64% sopra la raccomandazione dell'Agenzia per la protezione ambientale degli Stati Uniti.

Gli effetti del mercurio nei bambini può n variare da problemi cognitivi a parto prematuro. Non esiste un limite di tossicità stabilito per il mercurio, è generalmente accettato tra 50 e 160 µg / giorno , ma data l'entità di questo elemento chimico è necessario adottare disposizioni in tal senso.

Capitolo 21. Arsenico

L'ultimo distruttore endocrino nell'elenco è un metallo potenzialmente cancerogeno con molteplici effetti sia a breve che a lungo termine. Attualmente, varie organizzazioni sanitarie hanno fissato limiti nelle industrie per controllare l' esposizione alla sostanza, tuttavia è difficile gestirla una volta diffusa nell'atmosfera.

L'arsenico è un elemento naturale presente nella crosta terrestre, nell'aria, nell'acqua e nella terra. Questo metallo esiste in diversi stati di ossidazione e ognuno ha livelli di tossicità più alti o più bassi.

Pertanto, l'esposizione all'arsenico non è difficile, è principalmente dovuta all'acqua e all'assunzione di prodotti contaminati. In tutto il mondo gli alimenti più contaminati sono il pesce e frutti di mare, rosso e carni bianche, riso e l' alga .

Come si trova l'arsenico negli alimenti?

Come arsenico può essere trovato in varie forme, è associato con il cibo e l'ambiente in modi diversi, ad esempio in acqua potabile è d e forma inorganica come arseniato e arsenit o, nel riso è così INORGANICI da e in alghe come arsenico - zuccheri .

Alcuni studi condotti per misurare l'efficienza del metallo nel corpo hanno mostrato che nei roditori l'arsenico inorganico viene assorbito nel 95%, cioè quasi nella sua interezza, mentre nelle piante di riso nell'89%, quindi quando consumiamo questi alimenti ci esponiamo in modo significativo.

Che effetto ha sul corpo?

Il metallo arsenico provoca cambiamenti multipli in molti processi molecola res, cellulari ed enzimatiche, per esempio, induce inibizione della riparazione del DNA e questo provoca mutazioni. Attiva anche percorsi oncogenici e altera la funzione dei mitocondri.

Quando l'arsenico è destinata a gruppi sulfidrilici come alcune proteine,glutatione   e cisteina colpisce gli enzimi coinvolti   nella respirazione cellulare,   la gluconeogenesi, l' assorbimento di glucosio e il metabolismo del glutatione.

L' arsenico crea resistenza all'apoptosi è il processo di morte cellulare programmata condotta durante lo sviluppo precoce di cellule   inutili   iminar. Si   ritiene   inoltre   che   sia responsabile di aberrazioni e anomalie omiche cromiche.

Sfortunatamente, l'arsenico si trova in grandi quantità nelle nostre città, al punto che in paesi come Cina, India, Messico, Tailandia, Stati Uniti e Argentina sono stati segnalati casi di esposizione cronica all'acqua potabile e si stima che in America Latina 4, 5 milioni di persone bevono permanentemente acqua con   livelli allarmanti di questo metallo .

Con questo metallo tossico che abbonda nel nostro pianeta, finiamo   la   nostra   lista   dei più   comuni interferenti endocrini nei   nostri   giorni   e   quindi siamo   pronti ad approfondire gli effetti che hanno sulla salute e le principali malattie che generano.

Parte III Effetti sulla salute umana

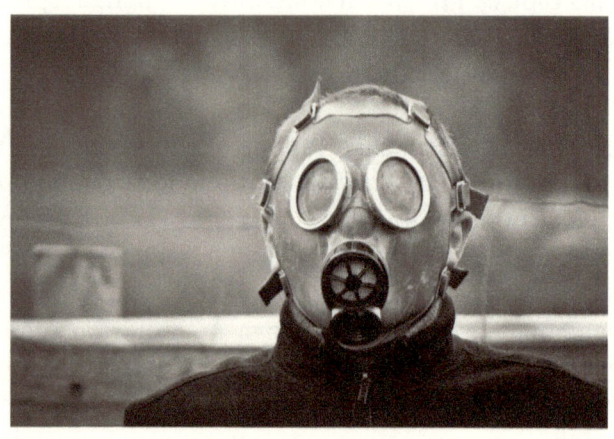

Capitolo 22. Obesità

In termini medici, l'obesità è un accumulo eccessivo e diffuso di grasso nel corpo. È una patologia cronica che oltre a influire sull'aspetto della persona aumenta il rischio di contrarre malattie cardiache, diabete e pressione sanguigna, diventa anche un fattore complicante di altre condizioni di salute come l'artrite.

Il tasso di obesità oggi è allarmante. Si stima che circa il 22% degli adulti spagnoli e il 17% dei bambini soffrano di obesità rilevata clinicamente, mentre circa il 60% degli adulti in tutto il mondo soffre di sovrappeso o obesità.

La distribuzione della popolazione obesa non è uniforme ma possiamo rilevare un certo schema. Il 50% è distribuito in paesi sviluppati come Stati Uniti, Messico, Germania, Regno Unito, Brasile, Cile e Turchia, ovvero i paesi sviluppati sono i più colpiti.

Perché l'obesità?

È comune associare inizialmente l'obesità e il sovrappeso al cibo e alla scarsa attività fisica, ma in realtà è solo una delle molte possibili cause.

Una dieta sbilanciata che supera l'assunzione di calorie in relazione all'attività fisica, genera inevitabilmente nel corpo la trasformazione dell'energia in depositi di grasso e, quindi, si può vedere un aumento di peso nella persona, ma quando un Il paziente conduce uno stile di vita sano dovrebbe valutare altri fattori.

Alcuni trattamenti farmacologici, lo stress, la mancanza di sonno o il tentativo di smettere di fumare aumenta significativamente il rischio di obesità, anche alcune fasi come la menopausa e il postpartum.

Alcune malattie come la sindrome di Prader-Willi, la sindrome di Cushing e problemi ormonali sono anche responsabili dell'aumento di peso nella persona, nonché delle influenze genetiche che possono rappresentare il 60% del rischio di obesità.

Obesogens

Diverse sostanze chimiche di cui abbiamo discusso in questo libro causano cambiamenti nel metabolismo che portano all'aumento di peso, sono chiamati obesogeni e hanno la proprietà di alterare l'adipogenesi e l'accumulo di lipidi.

Fumo di sigaretta, tributilstagno, ritardanti di fiamma, ftalati, bisfenolo, parabeni e composti organoclorurati sono sostanze dichiarate obesogene e gli esperti affermano che possono agire in tre modi diversi nel corpo:

1.- Modifica della dinamica delle cellule adipose: queste sostanze possono aumentare la capacità di accumulo di grasso delle cellule o aumentare il loro numero e quindi la capacità del corpo.

2.- Modifica della quantità di calorie consumate: se la sostanza altera il bilancio energetico diminuisce la quantità di calorie consumate e favorisce l'accumulo di grasso.

3.- Modificare la sensazione di fame: la fame e la sensazione di soddisfazione sono regolate dagli ormoni e una volta sbilanciati da agenti esterni causano costanti stati di fame nella persona che li porta a mangiare troppo.

Come evitare gli obesogeni?

Tributilstagno, ftalati, bisfenolo e composti organoclorurati sono presenti sia in ambienti controllabili da noi che in luoghi che sfuggono alle nostre mani, quindi l'esposizione in un certo modo è inevitabile.

La nostra attenzione e i nostri sforzi dovrebbero concentrarsi sulla riduzione al minimo della nostra esposizione giornaliera, che è l'aspetto che possiamo gestire e rappresenta un fattore di esposizione costante. Le misure che devi prendere sono le seguenti:

•   **Evitare la plastica:** bisfenolo e ftalati sono incorporati nella produzione di materie plastiche, ma non sono fissati alle altre sostanze ma vengono rilasciati con il calore e l'uso e passano negli alimenti e nei liquidi che contengono, quindi una misura di La protezione consiste nell'utilizzare contenitori di vetro ed evitare di usare il forno a microonde a tutti i costi.

•   **Acquista prodotti con la minima quantità di involucri: anche** carne, frutta e verdura confezionate in plastica sono esposte alla contaminazione dell'obesità. Puoi chiedere che la plastica sia sostituita da carta.

•   **Verifica l'origine del cibo:** chiama le aziende i cui prodotti normalmente acquisti e chiedi loro di fornirti informazioni sull'origine del cibo, se sono a conoscenza dei rischi di esposizione e delle misure preventive che usano.

•   **Riduce al minimo l'uso di creme e prodotti cosmetici:** i parabeni sono presenti nella stragrande maggioranza di creme, fissativi e trucco, quindi riducono il loro uso solo a ciò che è necessario. Un'altra alternativa è quella di acquistare prodotti senza parabeni.

L'effetto più importante dell'obesità è che accentua e aggrava a breve e lungo termine altre malattie come diabete, ipertensione, alcuni tipi di cancro e malattie cardiache. Oltre a influire sull'autostima e sullo stile di vita del paziente.

Capitolo 23. Sindrome metabolica

Anche nota come sindrome di p lurimetabólico o s índrome X, è un gruppo di malattie che si verificano allo stesso tempo nel paziente e aumentano la probabilità d e sviluppano la malattia è il cuore s , che soffre di un ictus o di sofferenza da diabete di tipo 2.

Una persona con sindrome metabolica può sperimentare aumento della pressione sanguigna, livelli elevati di glucosio nel sangue, grasso corporeo in eccesso (specialmente intorno alla vita) e livelli anormali di colesterolo o trigliceridi.

L'età media in cui la malattia è tra i 45 ei 60 compare anni voi ne l 52,5% dei casi affetti pazienti è di sesso maschile. Allo stesso modo, le persone con alcune patologie hanno maggiori probabilità di sviluppare la sindrome metabolica.

Le malattie cardiovascolari, ad esempio, aumentano il rischio complessivo del 32%, solo negli uomini raggiunge il 45,2% e il 17% nelle donne. Sembra avere uno dei sintomi coinvolge potenzialmente esposti al resto, per il diabete e l' obesità inoltre aumenta notevolmente la probabilità des avvolgimento della sindrome metabolica.

Cause

Molti attributi specialisti della salute n e l sindrome metabolica al sovrappeso, l'obesità e la mancanza di attività fisica, altri invece ritengono che la resistenza all'insulina è responsabile.

L'insulina è un ormone che viene generato nel pancreas ed è coinvolto nell'ingresso del glucosio nelle cellule per produrre energia. Quando una persona ha insulino-resistenza, il glucosio non può facilmente entrare nella membrana cellulare, quindi il livello di glucosio nel sangue aumenta e il livello di insulina aumenta per cercare di controllare l'eccesso.

In altre parole, viene generato uno squilibrio nelle vie metaboliche che l'organismo utilizza per ottenere, immagazzinare e distribuire energia.

La sindrome metabolica e gli interferenti endocrini

In uno studio pubblicato sulla rivista Environmental Science & Technology, sono stati seguiti anni dieci a 400 persone che vivono in Granada per determinare se l'esposizione a contaminanti quali composti organoclorurati, bisfenolo A, ftalati e composti perfluorurati provoca alterazioni.

I risultati di ricerche approfondite per mostrare che l'esposizione ai pesticidi organoclorurati, anche a dosi relativamente basse, p o r lungo tempo, aumenta il rischio di sindrome soffrono METABOL ico e ad una misura minore sostanze industriali come bisfenolo A, la ftalati e composti perfluorurati.

Il fondamento della ricerca è che queste sostanze creano disturbi e alterazioni nel bilancio energetico dell'organismo , che è principalmente controllato dai segnali del sistema endocrino .

La parte più rivelatrice della ricerca è che si presume che questi disturbi possano avere la loro origine durante lo sviluppo prenatale e possano essere fortemente influenzati durante lo sviluppo postnatale e l'età adulta .

¿ Che cosa possiamo fare per prevenire l o?

In Spagna tutte le altre verdure fresche è impregnato con un l' almeno uno dei pesticidi e una varietà di frutta s o vegetali s potrebbe contenere da 3 a 7 pesticidi diversi.

I pomodori, ad esempio, sono gli alimenti più contaminati, come ad avere 37 pesticidi diversi , di cui sedici hanno effetti dell'ormone. Una delle sostanze chimiche più frequenti negli alimenti è la clorpiriforme, che è stata trovata in 20 alimenti diversi in tutta la Spagna, dalle patate e dalle carote al miele.

Poiché in questo caso il cibo sembra ad essere la principale fonte di Disrupt o ri s endocrino e illogica eliminare loro dalla nostra vita la più alternativa di successo è quello di scegliere le opzioni verdi dove l'uso dei pesticidi è praticamente inesistente.

Oggi ci sono molte aziende in tutto il mondo dedicate alla produzione di alimenti naturali, sia frutta, verdura e cereali, sia alimenti speciali per bambini, che sono molto vulnerabili alla contaminazione attraverso l'assunzione.

La Spagna serve da riferimento per dimostrare la contaminazione alimentare, che ha una portata globale. Oggi è necessario verificare l'origine della frutta e verdura che si consuma, perché l'industria tradizionale non ha alternative ma armi chimiche contro parassiti e insetti.

Capitolo 24. Diabete di tipo 1

Il diabete di tipo 1 (DMT1) è una malattia cronica la cui insorgenza si verifica in genere durante l'infanzia e l'adolescenza, è caratterizzata da un aumento permanente e progressivo dei livelli di zucchero nel sangue, cioè livelli di zucchero nel sangue, accompagnati da distruzione Cellule beta autoimmuni (β) delle isole di Langerhans pancreatiche, che sono responsabili della produzione di insulina.

La DMT1 è considerata una malattia autoimmune e le cause della sua insorgenza sono inconcludenti, ma la sua incidenza globale presenta variazioni abbastanza evidenti. La malattia è meno frequente nelle regioni situate nei tropici, ma è più pronunciata nelle regioni temperate, con un numero maggiore di pazienti nell'emisfero settentrionale rispetto al sud. Circa 1,25 milioni di bambini e adulti americani hanno il diabete di tipo 1.

Quali le cause?

Non si sa esattamente il motivo per cui i diabete di tipo 1, di solito attribuiti alla genetica, ma il fatto di ereditare i geni del diabete spesso non è un prerequisito per lo sviluppo di 1 malattia.

Il rischio di sviluppare DMT1 aumenta con la trasmissione genetica degli antigeni HLA DR3 e DR4, ma i fratelli di un bambino con la malattia hanno solo il 5% di probabilità di svilupparlo.

Gli scienziati ritengono che la predisposizione genetica combinata con agenti esterni come l'esposizione precoce al latte di vacca, lo stress, i virus e soprattutto le tossine presenti nei pesticidi attualmente utilizzati abbia una maggiore influenza.

Pesticidi e diabete di tipo 1

Un gruppo di scienziati provenienti dalla Grecia e dal Regno Unito ha stabilito che mangiare cibi contaminati con pesticidi può aumentare il rischio di diabete fino al 61% e che raggiunge il 64% quando si tratta solo di diabete di tipo 2 .

Per dimostrarlo, sono stati analizzati i risultati del sangue e delle urine di 5.066 pazienti e 61.648 casi di controllo, il che ha reso lo studio una grande prova medica di come le sostanze chimiche possono promuovere lo sviluppo di varie patologie.

D'altra parte, uno studio presentato al congresso annuale della European Association for the Study of Diabetes (EASD) ha mostrato che l'esposizione delle donne in gravidanza a determinati pesticidi comuni aumenta la probabilità di soffrire di diabete gestazionale quadruplicato.

La frutta e la verdura che consumiamo quotidianamente sono contaminate e sebbene siano essenziali per la nostra salute, le condizioni attuali non garantiscono il nostro benessere attraverso il cibo, quindi esploreremo le alternative che dobbiamo nutrire correttamente.

Consuma solo biologico

L'unica soluzione davvero efficace per evitare i pesticidi negli alimenti è semplicemente acquistare alimenti privi della sostanza. Lavare frutta, verdura e verdura con acqua dal getto non è efficace come vorremmo che fosse.

I pesticidi sono progettati e preparati per non dissolversi facilmente in acqua, altrimenti l'acqua di irrigazione e le piogge porrebbero fine all'efficienza della sostanza e sarebbero uno spreco di denaro per l'industria, quindi il lavaggio degli alimenti finisce solo con batteri e resti di terra.

Altre alternative suggerite sono l'eliminazione della buccia dei frutti, ma questa opzione non è appropriata per due motivi. Primi negozi shell grandi quantità di sostanze nutritive e di rifiuti non è consumano e dall'altro le sostanze più tossiche impregnati n tessuto pieno pianta.

I ricercatori della Connecticut Agricultural Experimentation Station negli Stati Uniti hanno concluso dopo aver analizzato 196 campioni di lattuga, pomodori e fragole che asciugare gli alimenti con un panno è più efficiente per rimuovere le sostanze, ma altri esperti sostengono che la soluzione sta nel test Con bicarbonato di sodio.

Un esperimento condotto presso l'Università del Massachusetts, ha coinvolto spruzzatura mele con fungicidi e insetticidi s molto penetrante e poi lavare la frutta con acqua solo con una soluzione di candeggina e bicarbonato disciolto in acqua. Un mele mantenendo immersi due minuti di bicarbonato disciolto viene soppressa più insetticidi quando permanec iero n in candeggina o in acqua ed è il metodo più efficiente per eliminare tutti i tipi di rifiuti, tra sporcizia.

Queste pratiche potrebbero essere una misura complementare per trattare gli alimenti che consumiamo in casa, ma l'opzione di acquistare alimenti biologici rimane più efficiente.

Capitolo 25. Diabete di tipo 2

Diabete di tipo 2 è una malattia cronica per influenzare il meccanismo attraverso cui il corpo metabolizza il glucosio, cioè di zucchero . Nell'organismo del paziente affetto possono accadere due cose, la prima è una resistenza agli effetti dell'insulina e la seconda la produzione insufficiente di questo ormone.

A differenza del diabete di tipo 1, il corpo produce insulina ma non la usa correttamente e questa malattia era precedentemente associata all'età adulta, tuttavia, nell'ultimo decennio ci sono numerosi casi di bambini con patologia a causa dell'aumento dell'obesità e stile di vita sedentario

L'Organizzazione Mondiale della Sanità (OMS) stima che oggi circa 442 milioni di adulti abbiano il diabete, cioè una persona su 11 e nel 2015 è stato stimato che il diabete era la causa diretta di 1,6 milioni morti.

Questa malattia, così comune nella nostra società, è anche una delle più preoccupanti perché in molte persone colpite è una causa di cecità, ictus, amputazioni, insufficienza renale, infarti del miocardio, problemi di gomma e denti. Una delle maggiori complicanze del diabete è che nella maggior parte dei casi viene diagnosticato quando ha diversi anni di evoluzione e nel paziente sono già comparsi effetti irreversibili.

Potenziali rischi per una madre

Nel capitolo precedente abbiamo visto che l'esposizione ai pesticidi aumenta la probabilità di sviluppare uno dei due tipi esistenti di diabete del 61% e anche che queste probabilità aumentano quando si tratta solo di diabete di tipo 2 , quindi dedichiamo diverse indicazioni alla cura cibo, ma i pesticidi non sono l'unico responsabile per il diabete.

Angelo Nadal, Università Miguel Hernández de Elche spiega che c ada endocrino circolante nel plasma sanguigno in grado di produrre insulino-resistenza , può essere r considerato un fattore di rischio per la sindrome Metab Ol ico e diabete di tipo 2 . Pertanto, i pesticidi e altri interferenti precedentemente menzionati nel libro sono una minaccia, ma tra questa vasta lista gli scienziati hanno posto la loro attenzione su uno di uso abbastanza comune, BPA o bisfenolo-A.

L'Istituto di ricerca sulla bioingegneria dell'Università Miguel Hernández di Elche ha scoperto, attraverso i suoi studi, che l'esposizione al bisfenolo durante la gravidanza ha causato una profonda alterazione della tolleranza al glucosio e peggiora la resistenza all'insulina nella madre.

L'indagine è stata condotta su topi femmine ed è stato osservato che le alterazioni metaboliche riscontrate sono state minimizzate dopo la nascita ma quattro mesi dopo sono state nuovamente attivate e una volta raggiunti i sei mesi si è verificata una marcata riduzione della sensibilità all'insulina, sovrappeso e intolleranza al glucosio.

Essa risulta che abbassa BPA n Evels del recettore dell'insulina, inhib e fosforilazione di A KT e altera alcune proteine che dà come risultato la resistenza attività insulinica.
Questo fatto aggiunge un'altra preoccupazione per le madri: compromettere la propria salute durante la

gravidanza. Pertanto, una delle precauzioni da prendere in questa fase della vita è quella di evitare l'esposizione al bisfenolo A

Come evitare e l bisfenolo?

Il bisfenolo è presente in involucri di plastica, giocattoli, contenitori per bibite, contenitori per alimenti, resine e lattine, che sono elementi del nostro uso quotidiano.

Una madre in gestazione dovrebbe evitare o minimizzare il più possibile il contatto con materie plastiche e cibo in scatola , ricorda che la principale via di contaminazione è attraverso l'assunzione.

Sostituire la plastica con il vetro e acquistare alimenti freschi anziché alimenti confezionati o in scatola è una misura semplice che può essere adottata dalle madri e in generale da chiunque, per impedire l'ingresso della sostanza nel corpo. Con piccole modifiche possiamo limitare la nostra esposizione a sostanze chimiche pericolose nell'ambiente che siamo in grado di controllare.

Capitolo 26. Ipotiroidismo

L'ipotiroidismo, noto anche come tiroide ipoattiva, è un disturbo metabolico in cui la ghiandola tiroidea non produce abbastanza di alcuni ormoni cruciali, ad esempio quelli che sono correlati al tasso di bruciore calorico , alla temperatura corporea o alla rapidità battito cardiaco

La malattia non mostra sintomi acuti nelle prime fasi ma alla fine innesca obesità, infertilità, dolori articolari e alcune malattie cardiache. In gravidanza può essere particolarmente pericoloso per il bambino in formazione.

Circa 700 milioni di persone in tutto il mondo soffrono di un qualche tipo di disturbo della tiroide, che equivale al 10% della popolazione o che è lo stesso dire che almeno tre persone su dieci hanno un problema di salute associato al tiroide.

Quali sono le cause e l ipotiroidismo ?

Questo disturbo può essere il prodotto di una malattia autoimmune, della radioterapia e di alcuni farmaci, ma può anche essere generato attraverso trattamenti per l' ipertiroidismo, che è iperattività della tiroide .

In alcuni bambini neonati, la tiroide può avere una bassa attività o può nascere senza di essa, in questo caso si ritiene che abbiano ereditato il disturbo. Durante la gravidanza alcune donne possono sviluppare la malattia, sia prima che c o mo tardi , perché i cambiamenti ormonali creano anticorpi che attaccano la propria ghiandola tiroidea in uno di risposta autoimmune.

Un colpo di ghiandola pituitaria può anche generare ipotiroidismo ma questa causa è meno frequente, consiste nella bassa produzione di tireotropina (TSH), un ormone stimolante la tiroide.

Naturalmente, gli interferenti endocrini svolgono un ruolo importante nell'attività della tiroide, quindi ora conosceremo il loro meccanismo d'azione e quali sono le sostanze chimiche responsabili.

Il ruolo degli interferenti tiroidei

Il meccanismo mediante il quale sostanze quali PCB (policlorobifenili) influenzano il semplice è tiroide capire fondamentalmente agire come antagonisti per bloccare i recettori per ormoni e così la sua per metaboliche e ction terapeutico colpisce ndo anche le cellule cerebrali.

I policlorobifenili sono stati banditi da molto tempo, ma l'agente chimico continua nell'atmosfera e inquina i corpi idrici e le specie che vivono lì, come accade nella Bretagna francese, dove i pesci con una percentuale significativa di tessuto adiposo si accumulano facilmente la sostanza

Anche i pesticidi svolgono un ruolo importante, come mostrato da uno studio effettuato in Colombia, a sud di America, dove è stato destinato a dimostrare la relazione tra ipotiroidismo e livelli di pesticidi in colture CIDAS organoclorurati sangue per questo studiati 819 residenti in una zona rurale, di cui il 58,7% erano uomini e il 41,3% donne.

Nei risultati ottenuti che la prevalenza di ipotiroidismo manifesto è stato del 1,2% e del 6,7% ipotiroidismo subclinico , prevalenza di prima percentuale di persone con più di 60 anni, ma se n apprezzabile distinzione di sesso.

Ci sono molte prove che dimostrano quanto i nostri prodotti chimici per il corpo possono influenzare, nel caso di PCB e alcuni pesticidi organoclorurati influenzano direttamente uno dei più importanti regolatori ormonali, quindi le misure preventive devono essere urgenti.

Come prendere precauzioni contro i PCB?

I policlorobifenili sono presenti nei fluidi dielettrici, scambiatori di calore e condensatori, metalli lubrificanti e dimensioni delle turbine. Affinché si verifichi la contaminazione con la sostanza, alcuni dei suddetti dispositivi devono essere danneggiati e venire a contatto con il suolo e l'acqua piovana, raggiungendo così cibo e acqua potabile.

La prima misura preventiva da considerare è quella di proteggere le apparecchiature e i dispositivi nel caso in cui lavori con loro o sei vicino a casa tua, in caso di incidente l'area interessata deve essere trattata ed evitata.

Da casa si può ridurre il consumo di pesce e alimenti di origine animale, se siamo consapevoli che nella nostra regione il rischio di contaminazione da PCB è alto, perché la sostanza è memorizzato, senza rimedio i tessuti s animali .

Se vivi in una zona rurale o la frequenti, proteggi la tua pelle da fango , sedimenti, fiumi e corsi d'acqua che potrebbero essere contaminati e assorbiti attraverso la pelle. Se attingono acqua da un pozzo con una vecchia pompa, controllare l'apparecchio e verificare se contiene olio con PCB, in tal caso, è necessario sostituirlo.

I televisori e i frigoriferi prodotti prima del 1980, nonché le reattanze dei tubi fluorescenti contengono bifenile policlorurato nei condensatori e per lo smaltimento richiedono un processo speciale in cui la sostanza viene sottratta. Non può essere fatto a casa.

Con le dovute precauzioni si può rimanere al riparo da questa sostanza, dobbiamo solo rimanere sintonizzati per il nostro contatto con antichi manufatti e siti che frequenti.

Capitolo 27. Cancro alla tiroide

Il cancro della tiroide è un tumore che è a piuttosto orig nella ghiandola tiroidea. Questa ghiandola si trova nella parte anteriore del collo, appena sotto la mela di Adamo, ma di solito non è né visibile né palpabile.

Il cancro, indipendentemente dalla loro ubicazione, è quando le cellule crescono n senza co ntrol e il cancro al seno ER tiroide non fa eccezione, ha origine per la crescita cellulare esacerbato qualsiasi del c é cellule che compongono la ghiandola. A seconda della cellula è il tipo di malattia che si sviluppa e quindi il trattamento richiesto dal paziente.

Una tiroide può sviluppare diversi tipi di tumori della crescita e alcuni sono benigni, ma altri no purtroppo e possono diffondersi è h per cia vicina tessuti e altre parti del corpo.

Per questo al NO 2019 l'American Cancer Society stima 52. 070 nuovi casi di cancro alla tiroide, che 14. 260 saranno pazienti maschi, 37. 810 donne e il 2% si verificheranno in bambini e adolescenti. D'altra parte, supponi che 2 . 170 persone moriranno per la malattia.

Il tasso di mortalità per carcinoma tiroideo è basso rispetto ad altri tipi di tumore, ma negli ultimi anni ha registrato un aumento significativo .

Cause della malattia

Lo sviluppo del cancro è attribuito a molte cause, ad esempio l'esposizione a determinate sostanze chimiche, abitudini malsane e carico genetico, quest'ultima essendo la ragione più limitata dagli scienziati di tutto il mondo.

I geni contengono istruzioni molto preciso per controllare quando le cellule crescono, dividere e muoiono, ma per varie ragioni geni possono codificare una crescita cellulare incontrollata e divisione o causare queste cellule vivono più a lungo di quanto dovrebbero in un processo normale. Questi geni sono noti come "oncogeni".

Il cancro di qualsiasi tipo può essere causato da cambiamenti nel DNA activ e n a questi " oncogeni " o di disattivazione dei geni che sono responsabili per la soppressione errori.

Dis interruttori e della tiroide

È noto che gli interferenti endocrini interferiscono seriamente con la funzione tiroidea e in vari modi. Uno dei suoi effetti è di generare cambiamenti nei livelli di ormone tiroideo, ma può anche modificare il metabolismo periferico di questi ormoni e segnalamento cosa s ricevitori.

Nonostante questa conoscenza, mancano ancora informazioni e prove su come gli interferenti endocrini possano influenzare la tiroide in concentrazioni molto basse, come quelle a cui siamo esposti quotidianamente da cibo, acqua e aria. Alcuni scienziati spiegano che gli interferenti causano il cancro perché alterano la normale omeostasi del sistema endocrino e questo provoca uno squilibrio nella quantità di estrogeni, progestinici, androgeni e ormoni tiroidei. Altri credono che queste sostanze chimiche agiscano come promotori del tumore.

Oggi vengono studiati gli interferenti endocrini che hanno la maggiore influenza sullo sviluppo del cancro alla tiroide, tuttavia, i composti organici alogenati presenti in alcuni pesticidi sono sospettati da più di un decennio.

Le sostanze alogenate sono stati responsabili per le alterazioni della funzione tiroidea di uccelli, pesci e tartarughe, nonché disfunzioni nel sistema Immu logia. Questo segna un importante inizio per futuri studi sulla patologia.

Capitolo 28. Cancro al seno

Il cancro al seno è un tipo di tumore che si forma nelle cellule del tessuto mammario. Può verificarsi sia nelle donne che negli uomini, sebbene in quest'ultimo il seno non sia sviluppato e non abbia alcun ruolo nella riproduzione.

Grazie alle numerose indagini che sono stati condotti e campagne di sensibilizzazione in tutto il mondo, il tasso di sopravvivenza della malattia è più alta e oggi ha meccanismi per la diagnosi precoce e trattamenti specializzati.

I medici e gli scienziati stimano che il 5% e il 10% dei casi di cancro al seno sono associate con mutazioni ereditarie genetiche e questo singolo anno del Stati Uniti si stima che 271,270 persone saranno diagnosticate, di cui 268,600 casi saranno le donne e 2.670 uomini.

Il tasso di sopravvivenza femminile per carcinoma mammario metastatico è del 27% previsto a 5 anni, ovvero 27 persone su 100 sopravviveranno più di questo tempo, negli uomini il tasso è leggermente inferiore, raggiungendo il 25%.

Quali sono le cause del cancro al seno?

La malattia si sviluppa quando un gruppo di cellule mammarie cresce, si divide in modo anomalo e si accumula formando un nodulo o una massa. Il cancro al seno di solito inizia nelle cellule dei dotti che producono il latte materno o nel tessuto ghiandolare chiamato lobo.

Diversi studi dimostrano che esiste una relazione tra patologia e ormoni, stile di vita e ambiente, tuttavia una causa non è nota esattamente o perché alcune donne che apparentemente non hanno alcun fattore di rischio diventano pazienti oncologica.

L'elevato rischio di cancro al seno è che le cellule possono diffondersi in tutto il tessuto del seno ai linfonodi che sono molto vicino e ci da altre parti del corpo.

Disgregatori e malattia

Sebbene le cause esatte dello sviluppo della patologia non siano note, ci sono prove che alcuni interferenti endocrini come il dicloro difenil tricloroetano (DDT) e le diossine hanno alcune responsabilità.

Il Journal of National Cancer Institute ha pubblicato uno studio in cui questa relazione è stata scoperta studiando le ragazze esposte prima dei 14 anni, che avevano un rischio maggiore di sviluppare il cancro tra i 50 e i 54 anni, cioè nel periodo in pre-menopausa.

Negli animali da esperimento è stato osservato che in particolare il bisfenolo A e le diossine sono le sostanze che promuovono il cancro al seno. Conosciamo già le misure per evitare e minimizzare il bisfenolo, ora è il turno delle diossine.

Come vengono controllate le diossine?

Diossine controllo è molto difficile per noi perché provengono da 1 all'incenerimento l'industria e gli oli usati con PCB, due processi regolati da aziende private o enti governativi.

87

Esistono politiche sia nazionali che internazionali per la gestione della sostanza ed è dovere di ogni paese effettuare la sua conformità, l'unica cosa che possiamo fare da soli è prenderci cura del cibo che è una forma di reddito.

Le diossine entrano nell'ambiente e passano alla catena alimentare, dove siamo consumatori, pertanto, dobbiamo occuparci dell'assunzione di cibi grassi, latticini e verdure se siamo consapevoli che le diossine sono una minaccia nella nostra località.

Capitolo 29. Sindrome dell'ovaio policistico

Sindrome dell'ovaio Poliqui lo stico, acronimo PCOS, è un disturbo presente in donne è di avere livelli molto elevati di un ormone chiamato androgeno. Sia gli uomini che le donne hanno naturalmente androgeni, ma la tendenza nel genere maschile è di mantenere un livello elevato, quando questo si verifica in una donna, compaiono alcune complicazioni.

L'i RREGOLARITÀ mestruale, aumento della peluria del viso, la comparsa di acne e infertilità sono alcuni sintomi di PCOS, così come la crescita di cisti ovariche, ma sono evidenti solo da procedure mediche.

Una donna su dieci in età fertile soffre di sindrome dell'ovaio policistico, ovvero il 10% della popolazione femminile di età compresa tra 15 e 44 anni. Il 10% dei pazienti infertili ha cisti follicolari nelle ovaie.

Perché si sviluppa la S OP?

Di solito, un paziente con PCOS ha un parente diretto che ne soffre anche, quindi la predisposizione genetica per il disturbo è innegabile, ma non ci sono prove sufficienti per sostenere che sia l'unica causa.

La sindrome dell'ovaio policistico viene diagnosticata nelle donne la cui età oscilla tra i 20 o i 30 anni, ma può comparire nelle ragazze e negli adolescenti, in ogni caso è il prodotto di uno squilibrio ormonale.

Quando i livelli di androgeni aumentano a estrogeni, il progesterone diminuisce e questi ormoni sono coinvolti nella maturazione e nel rilascio degli ovuli durante l'ovulazione. Quando si soffre di PCOS, gli ovuli maturi non vengono rilasciati e invece rimangono nelle ovaie coperte da liquido, ecco perché si generano cisti e rigonfiamenti nelle ovaie.

La diagnosi precoce e la conformità al trattamento normalizzano i sintomi del disturbo e prevengono complicazioni come il diabete di tipo 2 e le malattie cardiache, che sono strettamente correlate.

In che modo gli interferenti influenzano la PCOS?

Secondo a vari studi, l interferenti endocrini os e particolarmente importa bisfenolo A è presente concentrazioni superiori negli adolescenti e donne adulto con PCOS rispetto alle donne sane. È stata anche scoperta una maggiore incidenza di iperandrogenemia, che dimostra chiaramente la relazione degli effetti sul sistema endocrino con la sostanza.

Così gli scienziati hanno concluso che l'esposizione interferenti endocrini costante come bisfenolo alterano un regolamento permanentemente neuroendocrina, riproduttiva e metaboliche quindi favorisce lo sviluppo delle PCOS in donne con una predisposizione genetica o che ben potrebbe accelerare e sintomi exacerbate che già ne soffrono.

Il bisfenolo A è uno dei maggiori responsabili dei problemi endocrini oggi grazie alla sua presenza nella plastica e al costante uso di noi con quel materiale. Una delle maggiori preoccupazioni è che studi sugli animali più recenti mostrano che la funzione riproduttiva può essere drasticamente modificata dall'esposizione nel periodo perinatale.

Se la sindrome dell'ovaio policistico è dovuta a un disturbo degli ormoni coinvolti nella riproduzione e gli interferenti endocrini colpiscono proprio il centro ormonale del nostro corpo, non sorprende che il 30% delle persone clinicamente obese e il 10% dei I pazienti con diabete hanno il disturbo ad un certo punto della loro vita.

Qui riflettiamo ancora una volta l'importanza di ridurre il contatto con la plastica nel nostro quotidiano. È una misura che abbiamo già menzionato in altri capitoli, tuttavia, date le conseguenze derivate dal bisfenolo e da altri interferenti, è più che conveniente ricordarlo.

Capitolo 30. Insufficienza ovarica precoce

L'insufficienza ovarica precoce, nota anche come insufficienza ovarica precoce (FOP) è una perdita della normale funzione ovarica prima di raggiungere i 40 anni. E 'caratterizzata da carenza nella produzione di estrogeni, un menorrea e infertilità femminile.

L'insufficienza ovarica precoce non è la stessa della menopausa prematura, anche se spesso sono confuse, nelle prime donne hanno periodi mestruali irregolari o occasionali per anni e c'è la possibilità di una gravidanza se viene eseguito un trattamento adeguato, la menopausa prematura Porta alla cessazione dell'attività riproduttiva e quindi alla totale scomparsa delle mestruazioni.

Statisticamente, una donna su 100 sotto i 40 anni soffrirà di un prematuro fallimento ovarico e solo una su diecimila donne tra i vent'anni. Di solito aiutare il paziente ar livelli di estrogeni ecuperar prev io in e complicazioni come l'osteoporosi, che si verifica quando il corpo mantiene bassi livelli di estrogeni.

Cosa causa questo disturbo?

La causa dell'insufficienza ovarica precoce non è nota nel 90% dei casi diagnosticati. Gli antenati medici stabiliscono che la FOP si sviluppa quando compaiono due tipi di problemi nei follicoli dell'ovaio, che è il sito in cui si sviluppano gli ovuli.

Può essere che il follicolo s arresto di lavoro prima del normale o che potrebbe non funzionare correttamente e prevenire lo sviluppo del uovo. Alcune malattie genetiche, alcuni disturbi metabolici e trattamenti come la chemioterapia possono essere responsabili di queste due condizioni nell'ovaio.

Negli ultimi anni è stato valutato l'effetto di alcune sostanze tossiche, come il fumo
dalla sigaretta e gli antiparassitari , che sembra   che   ci sia una relazione tra il suo effetto sulla salute e l'emergere del PFO.

L Come hanno influenza si perturbatori endocrini?

Alcuni metalli come il cadmio e nichel, i solventi e pesticidi possono influenzare r funzione   ovarica al grilletto alterazione ormonale o auto immuni, o indurre la proliferazione cellulare e l'apoptosi accelerati.

Gli scienziati ritengono che l'effetto dei disgregatori si verifichi attraverso i recettori degli estrogeni e i recettori degli idrocarburi aromatici, dando origine a tre diversi meccanismi d'azione.

In primo luogo, l'ateresia follicolare (diminuzione) può essere generata durante la crescita dell'ovulo grazie a un aumento dello stress ossidativo e dell'apoptosi. Potrebbero anche alterare le vie di segnalazione che influenzano la follicologenesi e infine c'è la possibilità di modifiche nel DNA che alterano la funzione ovarica.

L a follicologenesi inizia nello sviluppo fetale e si pensa che l'esposizione ambientale e lo stile di vita del genitore può innescare questi problemi e alcuni simili, tuttavia, ancora   prove   cerca   di   confermare l'eredità transgenerazionale della FOP quando si proviene da inquinamento ambientale

Come evitare i metalli pesanti?

Metalli come il nichel e il cadmio possono essere trovati negli alimenti, ma anche negli utensili che utilizziamo, pentole in acciaio inossidabile, ad esempio, rilasciano piccole particelle della sostanza quando viene utilizzata ed esposta al calore, quindi La nostra misura di prevenzione deve ruotare per limitarne l'uso e ottenere altre alternative per preparare il cibo.

Evitare le sigarette e il fumo passivo è un altro modo efficace per evitare di esporsi al cadmio e al nichel, poiché le piante di tabacco assorbono la sostanza dalla terra, passano alla sigaretta e vengono rilasciate nell'atmosfera durante il processo di combustione.

Ridurre ed eliminare completamente il contatto con i metalli pesanti durante la gravidanza può prevenire gravi malattie nel bambino, pertanto, dobbiamo prestare attenzione a frutta, verdura e pesce, che sono le fonti più comuni di metalli nella dieta.

Capitolo 31. Cancro ovarico

Il carcinoma ovarico o ovarico è un tipo di tumore che ha origine nelle ovaie. Il sistema riproduttivo di una donna ha due ovaie, una su ciascun lato delle tube di Falloppio ed è responsabile della produzione di uova e ormoni come estrogeni e progesterone.

Quando le cellule in questa regione del corpo iniziano a crescere senza controllo, si origina la malattia, che non è molto facile da rilevare in una fase precoce, infatti solo nel 20% dei casi viene rilevata una diagnosi nelle prime fasi e il I pazienti più frequenti sono donne anziane, cioè donne di età superiore ai sessant'anni.

Questa malattia è la seconda più comune in ginecologia e per l'anno 2019 l'American Cancer Society stima che negli Stati Uniti ci saranno circa 22. 530 nuova s diagnosi s su 13. 980 morti.

Il rischio di cu al lquier donna sofferenza da malattia è del 78%, questo significa che ogni 78 femmine uno saranno interessati e la probabilità di morire è uno in un centinaio di e otto, a prescindere dei tumori ovarici benigni che non rappresentano un rischio.

Grazie ai progressi medici e scientifici delle possibilità di sopravvivere al carcinoma ovarico il tasso di sopravvivenza è del 44% entro cinque anni, indipendentemente dall'età, dallo stadio o dal tipo istologico. La sopravvivenza è molto più elevata nei tumori e nei carcinomi delle cellule germinali, è vicina al 90% e ha una diagnosi maggiore negli adolescenti e nei giovani.

Quali d isruptores sono responsabili?

Molti interferenti endocrini nell'elenco sono considerati potenzialmente pericolosi perché sono promotori del tumore o causano alterazioni del comportamento cellulare, ma alcune parti del corpo sembrano più vulnerabili di altre all'esposizione alla sostanza.

Pesticidi, ad esempio, lo stesso di plastificanti come il bisfenolo A, ftalati, diossine, policlorobifenili e idrocarburi policiclici aromatici associati al cancro ovarico, perché possono disturbare la sintesi e il metabolismo degli ormoni sessuali steroidogeniche idee ovarico e questo genera importanti squilibri.

Qual è il suo meccanismo d'azione?

Gli interferenti endocrini agiscono come estrogeni o come androgeni, ma indipendentemente dal loro comportamento entrambi possono causare alterazioni delle dotrine ovariche legandosi ai recettori degli estrogeni (RE) o degli androgeni (RA) e interferendo con l'azione degli ormoni steroidei endogeni a s .

Un disgregatore non agisce in un solo modo, in realtà ha diverse alternative, ad esempio, alterando l'espressione o l'attività enzimatica necessaria per la sintesi o il degrado degli steroidi sessuali o modificando l'espressione dei recettori ormonali e la loro capacità di legarsi a i suoi ligandi.

In uno studio "in vitro" con cellule tumorali ovariche è stato scoperto che il xenoestrogeno 1 bisfenolo A, che ha una struttura chimica simile al 17β-estradiolo (E2) ed è naturalmente presente nel corpo femminile, ha un effetto estrogenico sul L'induzione di apoptosi, ciclo cellulare e geni del cancro ha anche dimostrato che un'elevata espressione del recettore ER - α rispetto al tessuto normale aumenta la probabilità di malattia.

La salute femminile, a causa della sua capacità creativa di vita e della sua dipendenza endocrina, sembra essere più vulnerabile all'effetto degli interferenti endocrini, poiché abbiamo già visto quattro diverse patologie specifiche di questo genere e ce ne sono ancora alcune. Questo è uno dei motivi principali che ci ha portato a scrivere questo libro : l'urgenza di prendere misure per la salute e il benessere .

Capitolo 32. Infertilità femminile

L'infertilità o infertilità femminile è la difficoltà nel raggiungere o mantenere una gravidanza. È una condizione che ha registrato un aumento negli ultimi anni e che può essere dovuta a molteplici fattori.

T ISORDERS mestruale come anovulazione, endometriosi, anomalie nelle tube di Falloppio o l' utero, i problemi del muco cervicale, grave malattia, l'età, il peso e lo stress sono le principali cause di questa condizione in una donna, ma anche i pazienti con una Infertilità inspiegabile e altri il cui problema è causato dall'esposizione a interferenti endocrini.

In termini medici, una coppia è considerata sterile quando tenta senza successo di concepire un bambino per un periodo di un anno o più. In tutto il mondo si stima che tra il 10-18% delle coppie abbia qualche tipo di problema per raggiungere un parto di successo, ma non è sempre dovuto a problemi femminili.

Circa un terzo delle volte l' infertilità in una coppia è dovuta ad aspetti femminili, un terzo a fattori maschili e un altro terzo a una combinazione di fattori comuni tra cause entrambe o indeterminate, quindi negli ultimi anni i trattamenti di riproduzione assistito sono aumentati.

Niente altro in Spagna sono circa 50.000 trattamenti di fecondazione *in vitro in* e quasi 30.000 di inseminazione quelli artificiale è l'anno. E s una forte evidenza che qualcosa sta interessando la salute riproduttiva della nostra società, e il fatto che il 3% dei bambini spagnoli nati attraverso tecniche di riproduzione assistita in base al direttore sanitario del gruppo IVI, Antonio Requena.

Interferenti endocrini e infertilità femminile

L'effetto di un disgregatore sulla fertilità femminile è molto vario perché non tutte le sostanze agiscono nello stesso modo e non sono la causa diretta, ma l' infertilità è una conseguenza della sua azione sul sistema riproduttivo e sul sistema endocrino, come come mostriamo nei paragrafi seguenti.

Bisfenolo A: presente in lattine, plastica e bottiglie, questo disgregatore diminuisce la qualità della riserva ovarica, influisce negativamente durante l' impianto embrionale e lo sviluppo del feto.

Triclosan: questo prodotto antisettico riduce significativamente la qualità dell'ovocita, che è la forma immatura di un ovulo e con ciò diminuisce la possibilità di un concepimento.

PFC o perfluorurato: Esso viene generalmente utilizzato come impermeabile e non - bastone d isminu e n significativamente il tasso di gravidanza e aumenta il rischio di aborto spontaneo.

Pesticidi: I pesticidi Aument un numero di Borto s e gravidanza ectopica, in cui l'impianto del dell'embrione avviene fuori dell'utero e quindi non sia praticabile.

Bifenili policlorurati: questa sostanza precedentemente utilizzata in macchinari e alcuni componenti elettronici genera ndometriosi e una diminuzione dei livelli dell'ormone antimulleriano (HAM) che determina la quantità e la qualità dei follicoli ovarici in una donna.

I metalli pesanti influenzano anche la fertilità femminile aumentando il rischio di aborto, cioè impediscono il completamento con successo di una gravidanza. Pertanto, il comportamento degli interferenti nel nostro corpo è imprevedibile perché può causare una patologia o limitare la nostra capacità riproduttiva, ma non solo, la salute del bambino è anche a rischio.

Ricordiamo che molti di questi disgregatori sono responsabili di mutazioni genetiche e di alcuni disturbi di cui parleremo più avanti in questo libro.

Capitolo 33. Endometriosi

L'endometriosi è una condizione nel cui il tessuto endometriale processo si sviluppa al di fuori dell'utero imprevedibilmente può rimanere sul peritoneo, ovaie, intestino, tube di Falloppio, vescica, pelle o dei polmoni, ma gli ultimi due siti sono meno frequenti.

Sebbene il tessuto endometriale si collochi in un posto diverso dall'utero, reagisce insieme agli ormoni del ciclo mestruale e sanguina, ma il flusso in altre parti del corpo non ha una via di fuga e genera infiammazione, dolore e cicatrici interne nel paziente interessato.

Quando il tessuto endometriale cresce nelle ovaie, il sangue può incastrarsi e formare cisti fibrose e, se posizionato tra gli organi, può causare adesione e quindi dolore.

Le cause esatte non sono noti per generare l'endometriosi, ma è pensato per essere uno dei possibili motivi è che quando una donna ha il suo periodo, un retrogrado flusso attraverso il quale le cellule si sviluppano in viaggio attraverso le tube di Falloppio e ritorna n a il bacino Alcuni specialisti affermano che la malattia si sviluppa a causa di un fallimento del sistema immunitario, per altri invece è genetica e si pensa che possa essere trasmessa da una generazione all'altra.

Se esaminiamo le statistiche del mondo, ci accorgeremo che la patologia è un fattore che influenza la fertilità, dal momento che tra il 24 % e il 50 % delle donne che hanno endometriosi hanno difficoltà a concepire un bambino e che si tratta di una malattia ricorrente negli Stati Uniti, dove si stima che ne siano colpite più di 5 milioni di donne.

Perché viene generata l'endometriosi?

Quando appare l'endometriosi, c'è un fallimento negli ormoni steroidei femminili, cioè estrogeni e progesterone che sono responsabili della regolazione della crescita endometriale mediante stimolazione o proliferazione cellulare .

Per svolgere la loro funzione l'estrogeno deve essere collegato a una delle recettore viene estrogeni (ER), che può essere l'ER - α o ER - β. Studi scienziati in cui è stata studiata tessuto endometriale ec topica (fuori dell'utero) d emostra r o n l'espressione del recettore è Rogeno principalmente ER - α, quindi si presume essere strettamente correlati. T LSO trovato nella il tessuto endometriale presenza di aromatasi , un enzima responsabile della produzione di estrogeni.

Qual è il ruolo degli switch ?

Il ruolo degli interferenti endocrini nello sviluppo dell'endometriosi è inconcludente, ma vi sono prove del suo effetto . In molti studi i composti sono stati studiati singolarmente ma non è stato riscontrato alcun effetto, tuttavia si sospettava un effetto sinergico, vale a dire dalla somma di altri fattori, che è stato successivamente dimostrato.

Uno studio medico ha misurato il livello di sostanze considerate interferenti in 84 donne sottoposte a laparoscopia per endometriosi e sono stati trovati livelli di 3,77 volte più elevati rispetto alle donne senza patologia. In poche parole, le donne con un alto livello di sostanze nel corpo avevano maggiori probabilità di sviluppare la malattia.

Gli interferenti endocrini considerati potenzialmente responsabili dello sviluppo dell'endometriosi sono già stati citati in questa sezione del libro e hanno spiegato come evitarli, come PCB, composti perfluorurati, pesticidi, alchilfenoli, parabeni, bisfenolo A e ftalati.

Secondo gli studi, nessuno sembra essere direttamente responsabile, ma al momento sono tutti in proporzioni elevate all'interno dell'organismo o, il che è un po 'più pericoloso se si considera quanto sia difficile controllare alcune delle sostanze citate.

Capitolo 34. Fibroidi uterini

I fibromi uterini, noti anche come miomi o leiomiomi, sono tumori benigni nell'utero che compaiono durante l'età fertile delle donne. Solo lo 0,5% dei miomi diventa tumori o sarcomi maligni, che è il cancro che ha origine nei tessuti muscolari, nei grassi e nelle ossa.

Un fibroma ha dimensioni molto diverse, può essere molto piccolo e appena percettibile con la vista o essere molto voluminoso e distorcere e allargare l'utero. Allo stesso modo, solo uno o più possono apparire, crescere nel tempo o diminuire di dimensioni. La formazione di un fibroma uterino non segue uno schema, può meritare anni o svilupparsi rapidamente in breve tempo.

I miomi non sono molto pericolosi per la salute femminile, ma generano dolore, infertilità e sanguinamento pesante che possono essere controllati con un trattamento adeguato. In Europa, la quantità annua di denaro investita nel trattamento di questa condizione è allarmante.

Il che si stima entro il 2016 il continente europeo speso 1.400 milioni di euro in cure mediche e la perdita di Fertili padre causata da endometriosi e l'utero fibroma, secondo alla Scuola di Medicina dell'Università di New York, le due malattie fossero causate da interferenti endocrino.

Cosa succede nel resto del mondo?

L'Europa ha colpito circa 24 milioni e molti di loro non consultano un medico se non dopo cinque anni secondo la ginecologa e ricercatrice dell'Istituto Karolinska, Helena Kopp. Ma questo alto tasso non è esclusivo della regione, in tutto il mondo il 40 % delle donne tra i 35 e i 55 anni ha fibromi uterini.

Ciò significa che all'età di 45 anni circa il 70% delle donne ha sviluppato almeno un mioma ma lo ignora perché nel 30% dei casi le donne non presentano immediatamente alcun sintomo, sì il tempo è trascorso Dall'aspetto del mioma alla consultazione con un medico, non è una questione di disattenzione da parte del paziente.

Quali sono le cause dei fibromi?

Esso non è noto quale causa esatta da l al verificarsi di fibromi ma si sospetta che alti livelli di estrogeno e progesterone possano stimolare la crescita.

D urante la gravidanza, quando i livelli di estrogeno e progesterone fibromi aumentano di dimensione, ma tendono ad essere più piccole dopo la menopausa, quando i livelli diminuiscono quindi cambia tipica di quel periodo, tuttavia, quando l'estremità attraversa Le donne in età riproduttiva sono a maggior rischio di sviluppare un fibroma a causa dei picchi di produzione che gli ormoni sperimentano.

Le donne che sono obesi e la discesa afroa Mericana hanno maggiori probabilità di soffrire di fibromi uterini, ma livello medico non è stato scoperto quale sia la ragione.

Perché sono attribuiti a fibromi Di s interruttori?

Si è molto probabile che la nascita e la crescita di fibromi è tempo controllato a da ormoni (estrogeni e progesterone) e viene ben noto che gli interferenti endocrini hanno il potere di prevenire e modificare l'azione degli ormoni naturali e il loro meccanismo L'azione una volta che entrano nel corpo è imprevedibile.

Si ritiene che gli interferenti responsabili possano essere ftalati, metalli pesanti, composti perfluorurati e PCB , ma è principalmente attribuito al primo.

In uno studio europeo in cui è stata analizzata l'urina di 145.000 donne europee con diagnosi di endometriosi e fibromi uterini, è stato trovato un livello di ftalati nei loro campioni, che porta tuttavia medici e scienziati a giungere a questa conclusione Vi sono anche prove che le altre sostanze citate hanno un'influenza importante.

Capitolo 35. Aborti ricorrenti

L' aborto ricorrente è una perdita consecutiva e la gravidanza non pianificata o indotto. Si ritiene che una coppia soffra di aborti ricorrenti quando subiscono tre o più aborti successivi prima che raggiungano venti settimane di gestazione.

L' aborto s ricorrenti s sono un problema multifattoriale riproduttiva e è difficile da determinare con che interessano una popolazione molto eterogenea , cioè varia.

Statisticamente, vicino alla 1 e il 3% delle le coppie in età riproduttiva perdere la gravidanza in modo improvista, il 15% delle gravidanze riconosciute s fine clinicamente in aborti e il 25% delle donne in generale l'esperienza di un aborto, almeno una volta nella vostra vita.

L'influenza degli interferenti endocrini sugli aborti ricorrenti è piuttosto ampia e complessa perché non è possibile attribuire una singola causa, ma a molti fattori che potrebbero influenzare sia i genitori che l'embrione.

Aborti causati da interferenti endocrini

Capitoli precedenti hanno spiegato alcune patologie che si sviluppano nel tratto riproduttivo femminile a causa della presenza di una sostanza chimica disgregatore, questi malattia s potrebbe diventare responsabile di aborti ricorrenti in una donna, poi lasciare che 's capire perché:

Fibromi uterini: si ritiene che questi tumori benigni siano causati da una mancanza di controllo dei livelli di estrogeni e progesterone. Qui troviamo due possibilità per la perdita di una gravidanza.

L'equilibrio ormonale è essenziale affinché avvenga una gravidanza all'interno del corpo, se viene raggiunto un concepimento ma le condizioni non sono adatte, l'embrione non avrà un posto sicuro dove stare o proteggersi e alla fine la gravidanza andrà persa. D'altra parte, i miomi di grandi dimensioni possono distorcere l'utero e rendere lo spazio per l'embrione molto piccolo.

Endometrite cronica: l'endometriosi ha anche cause ormonali, ma invece di tumori benigni, di solito provoca lesioni intrauterine e altre parti del bacino, che si presentano con sanguinamento e infiammazione. L'endometriosi è associata a eziologia dell'aborto ricorrente tra il 5 e il 27%.

Coinvolgimento dello sperma: in alcuni casi il motivo degli aborti ricorrenti potrebbe non essere nella madre ma nel genitore. La qualità dello sperma che fertilizza l'uovo è essenziale per mantenere una gravidanza di successo.

Lo studio della componente maschile in casi di perdite ricorrenti ha mostrato che in questi uomini il danno al DNA era del 16% più elevato rispetto agli uomini fertili il cui partner non aveva problemi a concludere una gravidanza.

La frammentazione del DNA presente nello sperma è associata a numerosi indicatori di salute riproduttiva, ad esempio qualità embrionale, impianto, aborto spontaneo e malformazioni congenite.

Obesità, resistenza all'insulina e dell'ovaio policistico: Vari autori riportano che queste condizioni sono associate con un maggio o rischio di aborto spontaneo a causa dello squilibrio e variazioni subite dalla il corpo, ad esempio, le donne con diabete insulino-dipendente il cui controllo la malattia è povera ha un tasso di aborto da 2 a 3 volte superiore rispetto alle donne non diabetiche.

Pertanto, l'aborto ricorrente è più complesso di quanto si possa pensare. Sfortunatamente, le malattie causate da interferenti endocrini sono in qualche modo correlate alla salute riproduttiva dei genitori o al normale sviluppo di un embrione.

Con tassi così elevati di ovaio policistico, obesità e diabete, è indispensabile controllare la nostra salute prima di pianificare una famiglia, perché ora sappiamo che queste condizioni mediche rendono più difficile il compito di portare un bambino nel mondo.

Capitolo 36. Ritardo nella crescita intrauterina

Ritardare o la crescita fetale limitata crescita intrauterina , è una condizione che fa sì che il bambino di formazione è più piccolo del previsto per la loro età gestazionale. Quando si verifica , il feto non cresce all'interno dell'utero al ritmo che dovrebbe e di solito ha un peso inferiore alla nascita.

A livello di ostetricia e pediatria questi pazienti hanno un peso inferiore al 10 ° percentile, cioè il bambino pesa meno di 9 bambini su 10 della stessa età e questo è motivo di preoccupazione sia per i genitori che per i fornitori di La salute porta la gravidanza.

La limitazione della crescita fetale può influire sulle dimensioni complessive del bambino , ma anche sulla crescita di organi , tessuti e cellule e ciò può innescare problemi prima e dopo la nascita.

Il 10% dei casi di ritardo della crescita intrauterina sono correlati a specifiche anomalie geniche ed errori del metabolismo congenito che portano alla conclusione della gravidanza , ad esempio la trisomia 15. Alcune sindromi come Turner, Edwards e Beckwith-Wiedman sono anche responsabile della lenta crescita fetale.

Quali complicazioni porta la crescita ritardata?

Un bambino con ridotta crescita intrauterina può avere difficoltà respiratorie e infezioni, inoltre potrebbe essere necessario nascere prima e rimanere in ospedale mentre il corpo raggiunge una certa stabilità e maturità.

Alcune donne in gravidanza in questa condizione muoiono prima o dopo la nascita e una buona percentuale è esposta all'acquisizione di problemi cardiaci e dei vasi sanguigni.

Per molti esperti di salute l causa più comune dei i problemi della crescita del feto è ma l funzionamento della placenta, ma può anche essere causato da esposizione ai raggi X, infezioni come la rosolia, ipertensione durante la gravidanza e consumi di tabacco Quest'ultimo coincide con interferenti endocrini.

Interferenti endocrini e crescita embrionale

Il cadmio, che è uno dei metalli pesanti che agiscono come interferenti del sistema endocrino, è incorporato nella biomassa di piante come il cacao e il tabacco e raggiunge il corpo di una persona quando fuma.

Ricordiamo che quando si genera fumo, l'ossido di cadmio viene assorbito rapidamente dal corpo e si stima che il 50% di tutto il metallo che viene inalato in questo modo penetri nel flusso sanguigno, ma può essere evitato semplicemente smettendo di fumare e porterebbe Grandi benefici per il feto.

Le donne in gravidanza esposte al cadmio hanno maggiori probabilità di sperimentare aborti spontanei e feti contaminati dal peso alla nascita, questo perché il metallo diminuisce la sintesi della leptina, un ormone che regola l'organogenesi e lo sviluppo fetale.

D'altra parte, sembra che la combinazione di molteplici interferenti nell'organismo della madre aumenti notevolmente la probabilità che la crescita fetale sia ritardata, come dimostrato da uno studio condotto dall'Istituto di salute globale di Barcellona.

I risultati della ricerca mostrano che le donne con posti di lavoro classificati come esposti a uno o più gruppi di interferenti endocrini avevano un rischio maggiore del 25% di avere un bambino di peso ridotto e che il rischio è proporzionale al numero di sostanze esposte, è Dì, moltiplica.

Si è sorprendente per scoprire i molti modi le sostanze che abbiamo visto in questo libro possono n influenzare la nostra vita, anche rima il momento della nascita, quando il nostro corpo è ancora in formazione e non siamo a conoscenza di ciò che accade.

Capitolo 37. Nascita pretermine

Il parto prematuro o prematuro avviene tre settimane prima della data clinicamente programmata . Si ritiene che una donna abbia un parto e un bambino prematuro quando il parto si verifica prima della 37a settimana di gestazione.

La gravidanza umana dura 40 settimane dal primo giorno dell'ultima mestruazione, che equivale a 9 mesi ed è abbastanza tempo per tutti gli organi, i sistemi e i dispositivi del bambino per completare la sua formazione e raggiungere la maturità necessaria per disoccupati da cordone ombelicale, ma quando si verifica il travaglio precoce il bambino ha problemi di salute.

Secondo le statistiche dell'Organizzazione mondiale della sanità (OMS), 15 milioni di bambini prematuri nascono ogni anno in tutto il mondo e sfortunatamente un milione di loro non riesce a sopravvivere perché le loro condizioni corporee non lo consentono.

parto prematuro è una delle principali cause di malattia (morbilità) e mortalità perinatale, per esempio, Stati Uniti ha un'incidenza di tempo parto prematuro 12%, ma se si escludono malformazioni congenite 75% di muer t IS perinatale e Il 50% dei problemi neurologici è dovuto alla prematurità del bambino .

Il bambino prematuro può avere una taglia piccola con una testa sproporzionatamente grande, poche riserve di grasso e quindi essere più magro, problemi respiratori e pochi riflessi di suzione, può anche nascere coperto di lanugo o capelli fini.

Quali sono le cause nascita pr e maturo?

La nascita precoce di un bambino può essere dovuta a un'infezione della madre, malattie renali, obesità, problemi cardiaci o tiroidei, diabete o anemia grave, tra molte altre malattie e disturbi.

Altre condizioni come essere al di sotto dei 17 anni o più di 35 anni, avendo precedentemente avuto un parto prematuro, un'eccessiva attività fisica, un utero di forma anomala, stress e depressione sono anche responsabili delle consegne anticipate, ma ovviamente i distruttori endocrini hanno Un ruolo importante

Ftalati, bisfenolo, bifenili e consegne premature

Grazie a vari studi, gli scienziati ritengono che l'esposizione a ftalati, bisfenolo, bifenili, pesticidi organoclorurati e composti perfluorurati aumenti il rischio di parto prematuro, ma la loro azione nel suo complesso è considerata più pericolosa di quella di ciascuna sostanza separatamente.

In uno studio dell'Università del Michigan, l'urina di quasi 500 donne in gravidanza con parto prematuro è stata analizzata per tracce di ftalati e i risultati delle analisi di laboratorio sono stati confrontati con l'urina delle donne la cui gravidanza è culminata nel tempo previsto, il la quantità della sostanza era più alta nel primo gruppo.

Un'altra ricerca condotta presso l'Università della California , pubblicata sulla rivista *Environmental Health Perspectives ,* *ha* analizzato un totale di 268 donne che partecipano a un sondaggio nazionale sulla salute e fino a

163 sostanze chimiche diverse sono state rilevate nel 99% dei partecipanti.

Alcune delle sostanze che gli scienziati hanno scoperto erano bisfenolo-A, bifenili policlorurati, pesticidi organoclorurati, composti perfluorurati, fenoli, ftalati e idrocarburi policiclici aromatici, ma è stata prestata maggiore attenzione al bisfenolo A.

La conclusione dello studio è stata che non tutte le sostanze presenti nelle madri sono presentate in quantità abbastanza pericolose da influenzare la gravidanza, ma alcune di esse in quantità elevate influenzano significativamente la gravidanza.

Inoltre, gli specialisti sottolineano che l'esposizione a più sostanze può essere più dannosa per la salute rispetto all'impatto che una singola sostanza chimica potrebbe causare all'interno del corpo.

Queste sostanze sono legate al cibo e alla plastica e nei capitoli precedenti abbiamo menzionato le misure necessarie per evitarle. Con la prova che fino alla data di una consegna può essere influenzato da interferenti endocrini, è un fatto importante fare previsioni prima di pianificare una famiglia.

Capitolo 38. Basso peso alla nascita

"B peso alla nascita dell'aglio" è la frase usata a livello medico quando un bambino nasce di peso inferiore a 5 chili e 8 once . L' Organizzazione mondiale della sanità (OMS) definisce che un basso peso alla nascita è inferiore a 2 . 500 g .

La nascita prematura e la crescita fetale limitata, due condizioni che abbiamo visto in precedenza, sono principalmente responsabili di una nascita al di sotto del peso normale. Alcuni bambini sono sani nonostante siano magri e non hanno problemi durante il loro sviluppo, tuttavia altri hanno gravi problemi di salute.

Un neonato con basso peso corporeo può avere problemi di alimentazione, aumento di peso normale che dovresti riscontrare mese per mese e può avere difficoltà a combattere le infezioni.

Se esaminiamo le statistiche globali, osserviamo che tra il 15% e il 20% dei bambini sono al di sotto del loro peso normale , che equivale a 20 milioni di neonati all'anno . Negli Stati Uniti circa l'8% delle nascite è sottopeso.

OMS ha come suo obiettivo per l'anno 2025 a ridurre dal 30% il numero di bambini con questo problema, per raggiungere questo tasso dovrebbe essere ridotta annualmente del 3% tra il 2012 e il 2025 , e il numero di neonati affetti salirebbe da 20 milioni a 14 milioni

Perché un bambino nasce sottopeso?

C infezioni alune e problemi soprattutto genetiche che colpiscono il corpo in via di sviluppo del bambino in modo che il corpo non si sviluppa come si deve e può renderlo più piccolo e più sottile di quanto dovrebbe, al momento della sua nascita. Colpisce anche la gravidanza, un feto con problemi congeniti ha maggiori probabilità di nascere prima di un feto che non li ha.

Le abitudini della madre influenzano anche il peso che un bambino può aumentare durante la gravidanza. Fumare, bere alcolici e usare droghe illegali sono pratiche che influenzano lo sviluppo fetale e ne ritardano la crescita, aumentando le possibilità di parto prematuro e quindi un peso alla nascita scarso.

Naturalmente ci sono fattori ambientali associati al basso contenuto di neonati, in particolare l'esposizione ai disgregatori presenti nei ritardanti di fiamma, nelle sostanze chimiche perfluoroalchilate e nel piombo, che sono coinvolti nello sviluppo fetale a un punto che ne limita seriamente la crescita.

Piombo e basso peso alla nascita

Alti livelli di piombo in una donna incinta possono causare aborti spontanei e nascite senza vita, ma in altri casi può portare a parto prematuro e basso peso alla nascita. Altri effetti che si possono riscontrare in un bambino nato in queste condizioni sono i problemi di apprendimento e comportamento.

Ricordiamo che il piombo è associato a problemi cognitivi nei bambini piccoli, intossicazione a causa della difficoltà del loro corpo di sopportare dosi innocue per adulti e malformazioni, quindi quando si tratta di neonati e bambini piccoli dovrebbero essere prese misure di protezione extra contro questo sostanza.

Cosa fare per evitare l' esposizione al piombo?

Una madre che sospetta che l'esposizione al piombo possa influenzare la sua gravidanza può fare i seguenti passi quando ha in programma di creare la sua famiglia:

• Esegui un esame del sangue per rilevare i livelli di metallo nel sangue e verificarne l'idoneità o meno per una gravidanza sana.

• Evit ar dipingere la stanza del bambino con il piombo - vernici a base e prima, durante e dopo la gravidanza è non esposti a questo prodotto.

• Sollecitare ar informazioni alla distribuzione di acqua potabile sul trattato delle acque che entrano in casa vostra.

• Esegui più pasti al giorno. Il piombo dall'ambiente viene assorbito più facilmente attraverso il flusso sanguigno e rimane più nel corpo quando lo stomaco è vuoto.

• Trasporto o na dieta a basso contenuto di calcio, ferro, zinco, vitamina C, vitamina D e vitamina E sono asociad anni con la crescita della quantità di piombo viene assorbito nel flusso sanguigno.

Capitolo 39. Loom c ai primi

Si chiama telarqu í a presto o presto Telarca allo sviluppo del tessuto del seno in una ragazza con uno sotto l' età di 8 anni. L'aspetto dell'ombelico è di solito il primo segno visibile della pubertà nelle ragazze e si verifica a causa di un aumento degli estrogeni, ma in condizioni normali deve verificarsi tra 11 e 16 anni.

Il telaio iniziale non è sinonimo di pubertà precoce, sebbene nelle ragazze sane il telaio sia l'inizio della pubertà. Ci sono ragazze il cui pulsante della mammella appare diversi anni prima che il menar Quia o prima mestruazione e pubar ere a, che è la comparsa di peli pubici.

L'incidenza annuale di questo disturbo nelle ragazze è 1 nel 5000, e n altre parole, ogni anno, uno di ogni 5000 bambini viene diagnosticato con Telarca presto, ma nel 60% dei casi il paziente ha meno di 2 anni e per lo più La condizione si verifica dal momento della nascita.

Nell'85% delle ragazze che presentano la telarchia precoce si tratta di un disturbo benigno e auto-limitato chiamato " telarchia benigna isolata " e non sarà un problema serio per la piccola poiché può portare a un normale sviluppo per la sua età e non avrà una pubertà precoce , ma deve rimanere sotto la supervisione di un pediatra.

Solo il 15% delle ragazze ha una pubertà precoce e altri caratteri sessuali compaiono prematuramente, come peli ascellari e pubici o sanguinamento vaginale.

Sostanze chimiche associate al telaio iniziale

Ci sono tre sostanze con un effetto distruttore endocrino che sono associate alla comparsa precoce dell'ombelico nelle ragazze, queste sono: ftalati, fitoestrogeni e lavanda. L os ftalati, che hanno un effetto antiandrogeno , si trovano in giocattoli di plastica, prodotti per l'igiene per bambini, cosmetici e nei pazienti con Telarca precoce è stata osservata più alta concentrazione di metaboliti della sostanza rispetto ai bambini senza il disordine.

Analogamente, i prodotti come pesticidi, erbicidi e derivati della chimica inducono anche lo sviluppo iniziale della mammella da un'attività diretta verso il recettore degli estrogeni , o da un aumento enzima aromatasi che genera un aumento del volume ghiandolare.

Sappiamo perfettamente come evitare gli ftalati e queste misure sono applicabili ai bambini, tuttavia le altre due sostanze non sono state menzionate nel libro. I fitoestrogeni sono presenti nei semi di soia e tutti i prodotti che ne derivano e la lavanda è una pianta comune che ha un effetto sul sistema endocrino.

I fitoestrogeni sono composti ad attività estrogenica trovato naturalmente nelle piante e prodotti alimentari, in particolare nella soia. Una ragazza la cui dieta ricca di questo tipo di cibo è esposta alla sofferenza del telaio iniziale a causa degli effetti della sostanza sul suo corpo.

La lavanda canto suo è integrato in vari prodotti cosmetici come creme per il corpo e shampoo, ma e sostanza STA ha estrogenica e anti - attività androgenica, che significa che compete o ostacoli l'ormoni che controllano le funzioni maschio, che potrebbero influenzare pubertà e crescita.

Come evitare il telaio iniziale?

Il telaio precoce può essere prevenuto limitando l'esposizione di una ragazza a ftalati, fitoestrogeni e lavanda. Puoi sostituire la maggior parte dei tuoi giocattoli di plastica con altri di materiale diverso come il legno, purché non vengano utilizzati resine o plastificanti per proteggerli.

Anche il materiale con cui sono realizzati la bottiglia, il vetro e le posate è importante, ci sono diverse aziende che si dedicano alla produzione di prodotti per bambini privi di sostanze chimiche dannose.

Il consumo di soia e dei suoi prodotti dovrebbe essere regolato da un pediatra e un nutrizionista in modo che se la famiglia consuma regolarmente il cibo, il bambino non è interessato .

Infine lavanda è, una sostanza che può facilmente essere evitato se i prodotti gratuiti sono comprati esso . Queste misure sono facili da attuare ma molto efficaci per prendersi cura della salute e del corretto sviluppo di una ragazza.

Capitolo 40. Precoce pubertà femminile

A livello clinico si ritiene che una ragazza attraversi una pubertà precoce quando compaiono i primi cambiamenti fisici nell'età adulta prima della sua età prima degli 8 anni , compresi aspetti legati allo sviluppo sessuale.

Nelle ragazze il primo modello puberale è lo sviluppo del seno, quindi ha luogo la comparsa di peli pubici e peli ascellari e infine arriva la prima mestruazione, che si verifica tra due e quattro anni dopo il telaio e di solito si verifica tra 12 e 16 anni

La pubertà precoce sembra avere un'incidenza diversa a seconda dei geni della ragazza affetta, ad esempio, nei discendenti afro appare nel 20-30%, mentre nelle ragazze con geni caucasici si verifica nell'8-10% della popolazione.

Esistono due tipi di pubertà precoce, uno dipendente dall'ormone di rilascio della gonadotropina e un altro indipendente, noti rispettivamente come pubertà precoce centrale e periferica.

La pubertà precoce dipendente dalla gonadotropina (GnRH) si verifica in entrambi i sessi ed è da 5 a 10 volte più frequente nelle ragazze. In questo disturbo si attiva l'asse ipotalamo-ipofisario che determina l' aumento di dimensioni e maturazione delle gonadi, lo sviluppo di caratteristiche sessuali secondarie e l'oogenesi o la spermatogenesi.

Nella pubertà precoce indipendente GnRH quelli sembrano caratteristiche sessuali secondari deb andati ad alti livelli circolanti di estrogeni o androgeni, ma nessuna attivazione dell'asse hipotála mo-ipofisi e quindi non maturazione delle gonadi.

Cosa induce la pubertà precoce nelle ragazze?

Esistono molti fattori che possono indurre la pubertà precoce nelle ragazze, ad esempio l'obesità e l'esposizione a interferenti endocrini.

Un recente studio ha guardato a oltre 1.100 ragazze per i 9 anni e poi all'età di 26 anni e ha scoperto che ogni aumento di una deviazione standard di indice M ASA corpo (BMI) all'età di 9 anni correlata con il doppio possibilità di avere il menarca prima 12. Ciò è principalmente dovuto ad un ormone chiamato l eptina che produc e dal tessuto grasso, inibisce l'appetito e promuove il rilascio di k isspeptina, un altro ormone cavia di funzione è stimolare neuroni responsabile dell'attivazione dell'ormone di rilascio delle gonadotropine.

Così il più tessuto adiposo avere un figlio, più alto livello di l eptina e k isspeptina avrà il vostro corpo e, quindi, una precedente insorgenza della pubertà.

L'effetto degli interferenti endocrini è ora molto specifico grazie agli sforzi del National Institute of Environmental Health Sciences e della US Environmental Protection Agency. UU, che ha una chiara evidenza di quali prodotti e sostanze chimiche comunemente usati inducono una pubertà precoce.

Gli scienziati hanno dimostrato che gel antibatterici, prodotti per la cura personale e sostanze detergenti contengono triclosan, ftalati, parabeni e fenoli, quattro sostanze che causano la comparsa precoce di seno, peli pubici e altre caratteristiche dello sviluppo sessuale.

Il suo studio consisteva nel valutare 179 ragazze e 159 ragazzi. Durante l'esperimento hanno misurato le concentrazioni delle quattro sostanze nelle urine raccolte dalle madri durante la gravidanza e successivamente quelle dei bambini quando hanno raggiunto i 9 anni. Il tempo della pubertà è stato valutato ogni 9 mesi di età compresa tra 9 e 13 anni.

Nell'analizzare i risultati, gli scienziati incaricati dell'indagine hanno scoperto che:

• L'alto livello di triclosan nelle urine materne durante la gravidanza potrebbe avere una maggiore influenza sull'esordio precoce dei periodi mestruali.

• L'alto livello di ftalati nelle urine della madre durante la gravidanza potrebbe accelerare r lo sviluppo di peli pubici.

• Le ragazze con alti livelli di metilparabene o propilparabene nelle urine hanno avuto un inizio precoce di mestruazioni, abbottonatura e peli pubici rispetto alle altre ragazze della loro età.

• L come le ragazze con alti livelli di 2,5-diclorofenolo nelle urine ha avuto uno sviluppo in ritardo nel pelo pubico.

Capitolo 41. Pene di piccole dimensioni

La microfalosomia, la malattia di Shadi o il micropene, è un pene di lunghezza molto breve rispetto a un membro maschio medio. Un pene piccolo in uno stato flaccido è di due centimetri ed eretto non raggiunge più di sette. Ci sono alcuni casi in cui a malapena visibile genitale maschile, che assomigliano m minerale al clitoride femminile.

Per idee socialmente imposte molti uomini ritengono di avere un pene piccolo, ma per determinare un pene piccolo a livello medico, si considera anche la base, non solo la parte libera.

In altre parole, un pene piccolo con la massima erezione non supera gli otto centimetri dall'osso di pu biano alla punta del glande, con il prepuzio retratto. In questo modo, solo una piccola percentuale della popolazione maschile mondiale è affetta da questa condizione, 1 su 10.000 uomini.

Perché un bambino nasce con la microfalosomia?

Un pene di piccole dimensioni è il risultato di una insufficiente stimolo androgeno, portando ad una crescita ritardata di genitali esterni nei maschi. Questa condizione può essere causata da ipogonadismo primario o disfunzione ipotalamica o ipofisaria.

E l ipogonadismo è un disordine nelle caratteristiche sessuali dell'uomo non sono ben sviluppato per un maturo biologica in ritardo , come il r crescita etraso costituzionale , o lesioni ai testicoli che colpisce la produzione di testosterone e spermatozoi , in questo caso sarebbe ipogonadismo ipergonadotropico.

I micropene possono anche essere causa di alterazioni della meiosi, che è il processo di replicazione cellulare . In questo caso c'è una differenziazione inadeguata delle cellule di Leydig , che sono i produttori di testosterone, l'ormone sessuale più importante nell'uomo e si trovano nei testicoli.

L a carenza di testosterone durante la gravidanza è uno dei fattori che sono ritenuti anche responsabili per le piccole dimensioni del pene e altre anomalie genitali. C gallina il maschio feto abbastanza di testosterone non produce o la madre n o produrre sufficiente ormone gonadotropina corionica umana genitali maschili hanno difficoltà sviluppato .

Gli interferenti possono causare un pene piccolo?

Fino a poco tempo fa non c'erano prove chiare che gli interferenti endocrini avessero alcuna influenza sullo sviluppo della microfalosomia , infatti, questa condizione è stata attribuita alle malattie congenite e sebbene ci sia una certa relazione, non è l'unico fattore che influenza.

Uno studio pubblicato sulla rivista *PLOS Computational Biology ha* raccolto e analizzato migliaia di cartelle cliniche dagli Stati Uniti in cerca di una risposta per l'alto tasso di autismo e disabilità mentali che sono state presentate in alcune contee del paese.

I ricercatori hanno scoperto che sia la patologia s geograficamente coincidono con le aree in cui i bambini hanno una elevata incidenza di malformazioni nei genitali. Più specificamente, i ragazzi con disturbi dello spettro autistico avevano 5,53 volte più probabilità di avere malformazioni genitali.

Secondo gli esperti che hanno condotto lo studio, c'è una maggiore incidenza di bambini con malformazioni genitali quando i genitori sono esposti a pesticidi e sostanze inquinanti come piombo, ormoni, plastificanti e droghe e queste sostanze sono anche associate allo sviluppo di autismo e disabilità intellettive. .

Andrey Rzhetsky, uno dei ricercatori in carica e membro del Medical Center o dell'Università di Chicago, spiega che l'autismo sembra essere fortemente associato al tasso di malformazioni genitali maschili negli Stati Uniti, indicando che il problema deriva dal carico Ambientali, in altre parole, sono sicuri che le sostanze chimiche citate abbiano un effetto sullo sviluppo della microfalosomia.

Capitolo 42. Criptorchidismo

Il criptorchidismo è un problema genitale che colpisce esclusivamente il genere maschile ed è caratterizzato dalla discesa incompleta di uno o entrambi i testicoli nello scroto. P o di solito il bambino che ha anche soffre di un'ernia inguinale.

La diagnosi di criptorchidismo viene effettuata mediante un esame fisico da parte di un pediatra e talvolta è necessario un intervento chirurgico per rimuovere il testicolo che non è disceso.

Sviluppo normale dei testicoli nelle prime fasi

Lo sviluppo testicolare normale in qualsiasi bambino maschio inizia dal momento del concepimento e si svolge nella cavità retroperitoneale del feto e poi va nella sacca scrotale. La discesa deve avvenire tra le 28 e le 40 settimane di gestazione ed è associata a processi ormonali e meccanici.

Secondo l a s statistiche, criptorchidismo colpisce circa il 3% dei neonati a termine e fino al 30% dei neonati prematuri. D os terzi dei testicoli ritenuti prima della nascita raggiungono le borse scrotale spontanea mente durante i primi 4 mesi di vita. Quindi lo 0,8% di B e de x s richiedono un trattamento in seguito .

Il 80% dei casi di criptorchidismo sono clinicamente diagnosticata poco dopo ora di nascita, il resto è fatto durante l'infanzia o nella prima adolescenza. Il testicolo indesiderato rimane nel canale inguinale, lungo il percorso di discesa, nella cavità addominale o retroperitoneale vicino ai reni, ma ciò si verifica meno frequentemente.

Il criptorchidismo può essere unilaterale quando un singolo testicolo non scende o bilaterale se entrambi non raggiungono le tasche scrotali. Normalmente, solo uno dei testicoli è interessato, ma circa il 10% dei casi interessa entrambi.

Perché si verifica il criptorchidismo?

La discesa testicolare è condizionata da fattori ormonali, ad esempio da androgeni o fattore di inibizione di Müllerian; fisici come la regressione del gubernulum e la pressione intra-addominale ; e per l' esposizione materna a sostanze estrogeniche o antiandrogeniche.

Alcune condizioni come il parto prematuro, la crescita intrauterina limitata, le gravidanze gemellari e il basso peso alla nascita possono causare criptorchidismo nel bambino, nonché diabete gestazionale, alcune anomalie cromosomiche e l'età avanzata della madre.

Perturbatori endocrini e criptorchidismo

Fino ad oggi, gli interferenti endocrini che sono maggiormente associati a problemi nel sistema riproduttivo maschile del feto sono presenti nei pesticidi e per dimostrarlo un gruppo di ricercatori degli anni Novanta ha condotto un'indagine.

Gli scienziati sono partiti dall'ipotesi che la sostanza con attività ormonale presente nei pesticidi aumenti il rischio di criptorchidismo, quindi hanno rappresentato 270 casi di orchidopessia nei bambini di età compresa tra 1 e 16 anni.

L'orchidopessia è l'intervento chirurgico che richiede criptorchidismo e lo studio è stato condotto presso l'Ospedale Clinico di Granada. Per rendere più specifico lo studio, i ricercatori hanno utilizzato la residenza e il centro sanitario come unità geografiche di riferimento per l' analisi. Con questi dati, è stato effettuato un confronto.

In ogni regione è stato stimato orchidopessi tasso e questo è c omparó con l'uso di pesticidi, così determinato che la frequenza di criptorchidismo aumentato in parallelo con l' uso di pesticidi in diverse regioni, con l'eccezione del capitale granatina.

A quel tempo i ricercatori non erano in grado di confermare una relazione diretta tra pesticidi e rischio di criptorchidismo, ma hanno mostrato una maggiore frequenza di orchidopessia nei bambini dei comuni vicino alla costa del Mediterraneo, che è un'area dedicata all'agricoltura intensiva.

Con il trattamento precoce nei bambini puoi sperimentare una normale crescita dei tuoi genitali, essere fertile quando raggiungi l'età riproduttiva e riduci il rischio di contrarre il cancro ai testicoli.

Capitolo 43. Ipospadia

Ipospadia è un'anomalia presente solo nei maschi, quando manifesta il pene non è sviluppato in modo usuale ma il meato , che è l'apertura attraverso la quale fluisce l'urina, si trova nella parte inferiore del glande, in tronco o alla giunzione dello scroto e del pene e non sulla punta come dovrebbe.

Questa condizione è anatomicamente dovuta alla chiusura incompleta delle strutture del pene durante l'embriogenesi, in modo che l'apertura uretrale si sposti lungo il lato ventrale dell'arto e non si trovi verso la punta, quindi il bambino potrebbe avere difficoltà a urinare .

L a formazione anomala dell'uretra si verifica tra le settimane 8 e 14 della gravidanza e la sua posizione varia la gravità dell'ipospadia , per esempio, il 70% dei casi l'uretra è localizad a valle del glande o distalmente nel pene, questo s sono considerati lievi, mentre solo il 30% dei casi mostrano elevata gravità.

Come comune è ipospadia?

E n   Europa ap roximadamente18,6 nascite per 10 . 000 hanno questa anomalia, mentre in Nord America la prevalenza e s più grande e può essere visto in 34,2 nascite per 10.0000 .ASIA è il continente con la più bassa prevalenza, si raggiunge a malapena 0,69 nascite per la cifra menzionata.

L'ipospadia è considerata un'anomalia principalmente genetica perché nel 7% dei casi c'è almeno un membro della famiglia con lo stesso problema, primo, secondo o terzo ordine e legato a sua madre o suo padre. La probabilità che anche il fratello minore di un bambino affetto da ipospadia sia colpita è del 17%.

Quali complicazioni può avere?

Quando l'uretra è vicino al glande è un caso lieve, ma quando si avvicina allo scroto diventa più grave e possono verificarsi problemi estetici e funzionali. Quando si verificano ipospadia con altre malformazioni come il criptorchidismo, la fertilità dell'individuo può essere compromessa.

Nei casi più gravi può essere generata una torsione del tronco del pene, che porta la testa a una rotazione e si avvicina alla base, questo genera che è disfunzionale sia per i rapporti sessuali che per la minzione.

In altri pazienti il prepuzio non si sviluppa completamente e forma un cappuccio sopra la parte superiore del glande, che è piatto e inclinato a causa del tessuto stretto che lo circonda. Il risultato è una curvatura completa del membro maschio.

Può essere generato da d switch?

In vari studi sono stati utilizzati animali e l'effetto dell'esposizione materna agli estrogeni sintetici è stato valutato per determinare se si trattasse di un fattore importante nella comparsa di ipospadia nella prole, nella maggior parte di questi studi è stato ottenuto un risultato positivo, tuttavia, grazie alla differenza tra quelle specie e noi, il loro effetto sull'uomo è ancora in discussione.

Un'altra importante ipotesi spiega che alcuni dopo torni riproduttivi maschili come il criptorchidismo, l'infertilità e il cancro ai testicoli sono correlati tra loro in un disturbo chiamato sindrome da disgenesi e ha anche origine nell'esposizione della madre agli estrogeni durante la gravidanza.

Per ora, sono necessarie ulteriori prove per determinare quali sostanze chimiche possono causare questa condizione in un feto e stabilire linee guida preventive. Data la relazione esistente tra le altre malattie del sistema riproduttivo maschile infantile, è importante continuare con le stesse forme di protezione contro la sostanza.

Capitolo 44. Ginecomastia puberale

La ginecomastia puberale, in termini semplici, è la crescita delle ghiandole mammarie negli uomini durante la pubertà. È una situazione transitoria e benigna che non influisce sulla salute della gioventù in via di sviluppo, ma solo sul suo aspetto. In pochissimi casi rappresenta un grave problema endocrino.

La ginecomastia può essere unilaterale, quando un singolo seno cresce o bilaterale nel caso in cui si verifichi lo sviluppo del tessuto mammario in entrambi e fondamentalmente ciò che l'adolescente sperimenta è l'aumento del volume del tessuto attorno al capezzolo, può causare disagio al tatto ma non supera i 4 cm.

Alcuni uomini e ragazzi che soffrono di obesità hanno grasso nella zona del torace a causa del sovrappeso, non è lo sviluppo del seno perché ha una consistenza più morbida e una forma irregolare.

Dopo tre anni il corpo del giovane tornerà alla normalità. Di solito non sono prescritti farmaci o interventi chirurgici, ma è necessario prestare attenzione alla salute endocrina.

Perché succede?

Tanti uomini quanto donne hanno tessuto mammario nell'area toracica, ma solo nelle femmine si sviluppa in modo permanente durante la pubertà e svolge un ruolo nella riproduzione.

Nel tessuto mammario maschile ci sono recettori degli estrogeni e degli androgeni e lo squilibrio tra questi ormoni è ciò che genera ginecomastia. La stimolazione degli estrogeni e l'inibizione degli androgeni inducono la crescita del seno. Si ritiene che l'ormone leptina, presente nei tessuti adiposi, sia coinvolto nello sviluppo del seno negli uomini perché aumenta l'attività dell'aromatasi, un enzima responsabile di un passaggio fondamentale nella biosintesi degli estrogeni.

Alcuni uomini non obesi hanno alti livelli di leptina, il che rafforza questa teoria. Circa il 50-60% dei bambini sviluppa una ginecomastia transitoria in una fase dello sviluppo puberale, ma si verifica frequentemente tra i 13 e 14 anni. Nel 90% dei casi i livelli di livelli di portata adulti androgeni e tessuto mammario subisce un'involuzione, questo merito maggio di uno a tre anni.

In che modo gli interferenti influiscono sull'aspetto del seno nei giovani ?

Uno studio del National Institute of Environmental Health Sciences nella Carolina del Nord, negli Stati Uniti, afferma che l' olio di lavanda e di tea tree contiene agenti chimici che agiscono come interferenti endocrini e che sono in gran parte responsabili della crescita del tessuto mammario in gli adolescenti.

Queste due sostanze sono presenti nei saponi da bagno , nelle lozioni per il corpo, nei profumi e nei detergenti per il bucato e vengono normalmente utilizzate negli oli per applicarle direttamente sulla pelle, poiché la loro influenza sul sistema endocrino è poco nota .

L'effetto che la lavanda e il tè dell'albero hanno sul corpo è antiandrogenico, il che significa che inibisce gli ormoni maschili consentendo l'attività degli ormoni femminili, come gli estrogeni, per questo motivo un uomo potrebbe sviluppare il seno, che è un caratteristica fisica femminile.

Finora non ci sono prove che altre sostanze chimiche siano responsabili della ginecomastia ed è una condizione temporanea negli uomini, nel caso in cui si verifichino altre anomalie nel loro sviluppo diventa una vera preoccupazione per il rischio di la tua salute

Capitolo 45. Infertilità maschile

Un uomo è diagnosticato come sterili quando si hanno difficoltà a fecondare una donna dopo aver tentato più volte nel corso di un anno.

Questa condizione può riguardare una bassa produzione di spermatozoi, un funzionamento anomalo o condotte di trasporto dello sperma bloccate in qualche modo. Alcune lesioni, malattie e fattori legati allo stile di vita possono ridurre la fertilità maschile.

La maggior parte degli uomini non percepisce un altro sintomo oltre alla difficoltà di concepire un bambino, ma può avere difficoltà a eiaculare, riduzione del desiderio sessuale e disfunzione erettile.

Le statistiche indicano che nel 40% dei casi il problema dell'infertilità deriva dai testicoli e si stima che 1 uomo su 20 abbia un basso numero di spermatozoi nell'eiaculato e che 1 su 100 non espellesse lo sperma nell'occhio a culation. Nel 60% dei pazienti non vi è alcuna causa per la loro condizione.

F ertilidad maschio

La fertilità dell'uomo e quindi la sua capacità di mettere incinta una donna si basa sulla quantità e sulla qualità del suo sperma. Se un uomo aspira a raggiungere un concepimento deve:

• **E hanno spermatozoides sani:** Almeno uno dei suoi testicoli deve funzionare in modo corretto e il tuo corpo deve produrre adeguati livelli di testosterone.

• **Dotti seminali sani:** lo sperma viene trasportato nello sperma e questa miscela viene condotta all'esterno del pene nell'eiaculazione. Non ci dovrebbero essere ostacoli di alcun tipo in questi condotti.

• **Lo sperma deve essere funzionale:** uno spermatozoo deve muoversi (motilità) rapidamente, se non raggiunge l'ovulo o ha la capacità di penetrarlo.

• **La quantità di sperma dovrebbe essere adeguata:** se il numero di spermatozoi è basso, le possibilità di un concepimento sono ridotte. Deve essere superiore a 39 milioni per eiaculazione.

Sterilità maschile e interferenti endocrini

Diverse sostanze sono associate alla sterilità maschile, ad esempio bifenili policlorurati, pesticidi, metalli pesanti e ftalati, che colpiscono principalmente gli androgeni. Gli androgeni sono responsabili della spermatogenesi e dello sviluppo delle caratteristiche fisiche maschili.

Nelle aree rurali si osserva una minore qualità degli spermatozoi rispetto alle aree urbane e molti autori ritengono che ciò sia dovuto alla presenza di interferenti endocrini nei pesticidi utilizzati nella regione. Altri studi mettono in relazione bassi livelli di testosterone con composti perfluorurati.

Nel frattempo, l os PCB possono diminuire la qualità del liquido seminale per posta na 50% e influenzare sia la mobilità e la vitalità degli spermatozoi. L'effetto di questa sostanza è uno dei più preoccupanti, al punto che se non fossero vietati 50 anni, gli uomini potrebbero perdere la capacità di riprodursi da soli.

Finalmente ci sono metalli pesanti. In uno studio condotto su coppie sterili che hanno effettuato il loro primo *fecondazione in vitro,* lo sperma è stato analizzato al fine di trovare biomarcatori in grado di prevedere l'esito di questa procedura medica ma non associati alla concentrazione, vitalità e mobilità dello sperma.

I ricercatori hanno scoperto che oltre il 40% degli uomini non è stato esposto al piombo per motivi di lavoro o affumicato, tuttavia la concentrazione di questo metallo nel plasma seminale e del sangue ha superato il limite superiore consentito e correlata inversamente con la fecondazione degli ovuli.

In altre parole, quando nell'esperimento inferiore si trovava più piombo nel sangue degli uomini, era il tasso di ovulazione, che innescava l'infertilità.

Nella nostra società il tasso di infertilità maschile è allarmante. Per molti specialisti e istituti di salute, il fatto che la maternità assistita sia sempre più necessaria è motivo di preoccupazione, è un'indicazione che qualcosa ci sta colpendo profondamente ed è tempo di fare qualcosa al riguardo.

Capitolo 46. Cancro ai testicoli

Il carcinoma del testicolo è un tipo di crescita cellulare anormale che può svilupparsi in uno o entrambi i testicoli. Si tratta di una malattia che colpisce soprattutto i giovani tra i 20 ei 39 anni di età .

Il cancro ai testicoli è comune negli uomini che hanno avuto uno sviluppo anormale durante la pubertà, hanno subito criptorchidismo o hanno un membro della famiglia che ha sviluppato il cancro. È anche normale negli adulti, solo il 6% dei casi si verifica nei bambini e negli adolescenti e l'8% negli adulti più anziani.

Le statistiche mondiali indicano che, rispetto ad altre malattie del cancro, il cancro ai testicoli è raro, infatti, solo 1 su 250 uomini saranno colpiti in qualche momento della loro vita.

Per quest'anno 2019, l'American Cancer Society stima che saranno diagnosticati circa 9.560 nuovi casi e che circa 410 uomini moriranno a causa della malattia.

In uomini americani cancro ai testicoli può essere visualizzato in di SDE 15 anni e più paziente riportata sotto i 35 anni. In tutto il mondo l'età media della diagnosi è di circa 33 anni.

Il più delle volte la malattia viene curata con successo, quindi il rischio che un uomo muoia di questo tumore è 1 su 5. 000, tuttavia la malattia ha raddoppiato la sua incidenza negli ultimi decenni.

Quali sono le cause del cancro ai testicoli?

Come con altre patologie simili, le cause esatte del cancro ai testicoli sono sconosciute, ma gli scienziati dicono che è strettamente correlato ad altre condizioni come il criptorchidismo e che anche i geni sono coinvolti.

La maggior parte delle cellule tumorali testicolari osservate hanno copie aggiuntive di una porzione del cromosoma 12, in altri casi si osserva un numero anormalmente elevato di materiale genetico e altri tessuti mostrano alterazioni dei cromosomi diversi da 12.

Con queste informazioni l scienziati os non può fornire conclusioni definitive, ma ha ottenuto un gioco di parole comune con cui iniziare.

Interferenti endocrini coinvolti nella malattia

Né ci sono prove chiare che un gruppo specifico di interferenti endocrini promuova lo sviluppo del cancro nei testicoli, ma a causa dell'aumento dei pazienti negli ultimi anni, gli scienziati non hanno dubbi sul fatto che si tratti di fattori ambientali.

All'università di Edimburgo in Scozia, un gruppo di scienziati ha sviluppato un modello che mira a dimostrare che l'esposizione embrionale agli ftalati aumenta esponenzialmente il rischio di sviluppare un tumore ai testicoli tra 20 e 40 anni.

Il team di ricercatori ha eseguito un innesto di tessuto di feti umani abortiti sotto la pelle dei topi e in questo modello, anche le cellule germinali nei testicoli sono in uno stato critico per sapere se c'è qualche insufficienza dello sviluppo che può renderli pre -cancerígenos.

È ftalato e di altre sostanze chimiche utilizzate s presenti intorno a noi considerata innocua e si osserva se predispone gli animali di sviluppare il cancro . P un r di scienziati questo modello ha due limitazioni .

In primo luogo, si tratta di stabilire se l'effetto del ftalato sui topi possa essere tradotto nell'uomo e, in secondo luogo, il tempo di vita e di sviluppo di questi animali è molto più basso del nostro, quindi le dinamiche potrebbero essere diverse.

Questo promettente studio mira a giungere a una conclusione che fornisca maggiori conoscenze sulla malattia e possibili modi per evitarlo.

Capitolo 47. Cancro alla prostata

Il cancro alla prostata è un tipo di cancro che si sviluppa nella prostata. Questa ghiandola è parte del sistema riproduttivo maschile, la sua forma è simile a quella dado ed è responsabile per la produ vanno liquido seminale che nutre e porta rlos spermatozoi.

La prostata è appena sotto la vescica, di fronte al retto e nella sua parte posteriore coincide con le vescicole seminali, altre ghiandole che producono la maggior parte del seme. Le dimensioni di questa ghiandola si modifica nel tempo, così in giovane della prostata è più piccolo e n l'uomo gli adulti s e questo cambiamento non è dovuto ad alcuna malattia.

L'evoluzione del paziente con diagnosi di carcinoma prostatico non segue uno schema specifico. Di solito cresce lentamente ed è limitato alla ghiandola prostatica, dove non provoca molti danni, ma in altri pazienti la crescita è accelerata e può diffondersi rapidamente. La diagnosi precoce ha maggiori probabilità di essere un trattamento efficace.

Quanto è comune?

Il cancro della prostata è uno dei più comuni s tra gli uomini, per il come il cancro della pelle. Per quest'anno si stima che il numero di diagnosi · sarà di 174.650 uomini negli Stati Uniti , che il 60% dei pazienti sarà di età superiore ai 65 anni e che si verificheranno 31 . 620 decessi dovuti a questa malattia.

A livello globale, l'età media della diagnosi è di 66 anni e raramente compare la malattia prima dell'età 40. E n il 90% dei casi il tumore viene rilevato quando si è LIMITAD o agli organi della prostata e circostanti ,clinicamente questo è di nomina stadio locale o regionale, ed è più facile da trattare.

Quali sono le cause del cancro alla prostata?

Le cause di questo tipo di cancro non sono chiare, ma le informazioni scientifiche che abbiamo fino ad oggi si riferisce alla genetica, i livelli di discesa, obesità e colesterolo nel sangue.

Per ragioni non ancora determinate, gli uomini di origine afro-americana hanno un rischio maggiore di soffrire della malattia. Allo stesso modo, se c'è un sopravvissuto al cancro al seno nella famiglia della paziente, le possibilità aumentano.

Gli uomini obesi in generale hanno un rischio maggiore di cancro alla prostata a causa dei livelli elevati di colesterolo nel sangue e perché questa sostanza ha un ruolo importante nella sintesi di androgeni, estrogeni e altre sostanze attive nella malattia.

Colesterolo e s l' elemento principale nel metabolismo lipidico, risposta infiammatoria e altri elementi relativi alla formazione e la progressione del cancro , quindi, quando il colesterolo è ad alto, Aument a rischio.

Disturbi endocrini e cancro alla prostata

L'azione di l o s distruttore e s endocrino non è interamente definita nonostante aver eseguito vari studi. Si ritiene che l' esposizione fetale a pesticidi organoclorurati come clorpirifos e metalli pesanti come l'arsenico svolga un ruolo importante nello sviluppo della malattia in età adulta .

Queste due sostanze chimiche simulano le funzioni estrogene del bambino in formazione e possono modificarlo profondamente, in modo che sia più sensibile e incline alla patologia alcuni decenni dopo.

Sia il clorpirifos che l'arsenico non sono attualmente vietati e sono presumibilmente utilizzati al di sotto dei limiti legali e sicuri , ma è una dichiarazione discutibile, dato l'aumento della prevalenza della condizione negli ultimi anni.

Capitolo 48. Autismo

"Autismo" è il termine generalmente usato per indicare l os trasto RNOS dello spettro autistico . Una persona con autismo
è caratterizzata da problemi di comunicazione e interazione sociale, presentando interessi fissi , difficoltà di condivisione e comportamenti ripetitivi.

I disturbi dello spettro autistico si manifestano nella prima infanzia e persistono per tutta la vita, di solito la diagnosi avviene prima che i primi cinque anni , come il piccolo potrebbe anche soffrire di iperattività, disturbo da deficit di attenzione, l'epilessia, l'ansia e la depressione.

Il livello intellettuale varia molto tra le persone colpite , quindi una persona con autismo può avere elevate capacità cognitive e altre invece sono povere, ma in generale stabiliscono uno scarso contatto visivo, di solito non fanno sorrisi sociali e rifiutano qualsiasi tipo di contatto fisico.

I bambini e gli adulti con disturbi dello spettro autistico hanno ipersensibilità tattile, olfattiva, gustativa e uditiva, che aiuta a mantenere un comportamento irritabile. Hanno anche poca sensibilità al dolore.

Le statistiche mondiali indicano che 1 su 160 bambini ha un disturbo dello spettro autistico e solo in Spagna ci sono circa 450.000 persone diagnosticate. La prevalenza dell'autismo è più elevata nel genere maschile che nel genere femminile.

Effetto indiretto di interferenti endocrini

L'esposizione diretta a una sostanza chimica non causa disturbo dello spettro autistico nella persona, poiché è una condizione di nascita. Il problema in realtà ha origine durante la gravidanza ed è strettamente correlato ai livelli di ormone tiroideo della madre.

Barbara Demeneix, autore del libro " *Cocktail tossico: come chimico veleni dell'inquinamento il nostro cervello* " e direttore di un importante studio che ha coinvolto più di sette università per spiegare livello mondiale l per l'esposizione a diversi interferenti endocrini durante quozienti rischio aumenta di gravidanza Bassi intellettuali e disturbi dello sviluppo neurologico, come l'autismo.

I ricercatori che hanno accompagnato Demeneix hanno condiviso con lei il sospetto che la miscela di varie sostanze in gravidanza avesse più peso di ciascuna separatamente, quindi hanno usato un database epidemiologico composto da oltre 2.300 donne in gravidanza e creato miscele di sostanze chimiche simile a quelli che sono stati esposti, al fine di testarli su animali da laboratorio.

Le loro scoperte sono state rivelatrici, perché hanno ottenuto che concentrazioni simili alla vita reale interferire nelle le reti neurali e di e n l'espressione di geni correlati allo spettro autismo ta . Controlla anche che la miscela di sostanze chimiche agisca sulla tiroide e sui geni che regolano l' espressione della tiroide e questo è essenziale per lo sviluppo dei feti.

Nelle prime fasi embrionali la ghiandola tiroidea non si è completamente sviluppata, quindi il feto dipende dal contributo dell'ormone tiroideo da parte di sua madre. Se ha un livello basso non c'è modo di compensare la mancanza e quindi il bambino è a rischio di autismo e problemi cognitivi dopo la nascita.

Questo grande contributo lascia un indizio di quanto possano essere dannosi gli interferenti quando agiscono insieme e quanto sia profondo il loro impatto sulla nostra vita. L'autismo è una condizione che viene mantenuta dall'infanzia alla giovinezza e di solito è accompagnata da altre condizioni che rendono la vita della persona più complessa.

Non esiste una cura per i disturbi dello spettro autistico, ma la consapevolezza che gli ormoni della madre influenzano lo sviluppo del disturbo ci dà una chiara strada per prevenirlo.

Parte IV Conclusioni

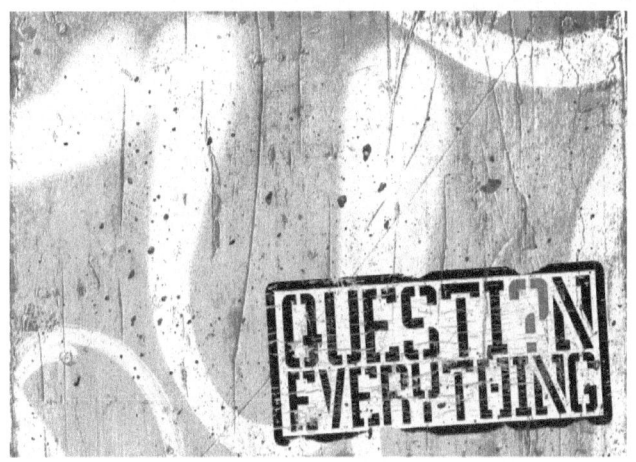

Capitolo 49. Le mie raccomandazioni preventive per ridurre al minimo l'inquinamento

Come specialista in Endocrinologia e medicina di famiglia, le mie raccomandazioni preventive per ridurre al minimo la contaminazione con interferenti endocrini sono:

• Ed evitare Quipos elettrici vecchio , r ecordemos che quarant'anni fa utilizzato ba n produzione di PCB.

• Preferendo organici non alimentari s di pesticidi .

• Acquista utensili per la pulizia ecologici o aziende che garantiscano la sicurezza dell'utente.

• E la polvere VITAR, specialmente nei bambini sotto i tre anni di età.

• L avar vestiti nuovi prima dell'uso, al fine di rimuovere i residui chimici.

• Lavaggi asciutti e plastificati E vitar .

• U sar pinta uras minerale o vegetale di base e controllare EMPRE che sono esenti da piombo.

• Utilizzare termometri digitali anziché termometri al mercurio.

- C uidA r consumo di pesce e frutti di mare , controllare sempre la sua provenienza.
- Ridurre il consumo di conserve, plastica, alimenti caldi in plastica .

- Usa un vetro a microonde , non di plastica.

- N o esporre le bottiglie di plastica al sole .

- E vitar sun nelle ore dannose per non usare i filtri solari .

- Usare guanti e detergenti non senza fenilolo.

- Sostituisci periodicamente gli spazzolini da denti, almeno 3 volte l'anno.

Epilogo

Le *"SOS Tossici ormonali"* sono una raccolta di argomenti che affrontano vari aspetti dell'inquinamento chimico dell'ambiente e di come questi composti abbiano un impatto sullo stato di salute delle persone. L'autore, Dr. Mario Vega Carbo, endocrinologo clinica con oltre 20 anni di esperienza, organizzati o quattro sezioni e più di quaranta capitoli, le principali questioni relative alle sostanze chimiche tossiche ambientali che riguardano la salute, chiamati interferenti endocrini .

La prima parte del libro ha presentato in un capitolo i concetti di base e le generalità sugli interferenti endocrini. Si tratta di sostanze chimiche, in generale, che sono prodotti fatti dall'uomo e che si distinguono per presentare tra i loro effetti avversi alterazioni dirette sulla salute degli esseri viventi, influenzando principalmente la funzione e la regolazione del sistema endocrino, nonché causare difetti di sviluppo embrionale, malattie genetiche e persino neoplasie.

La seconda parte del libro ha dedicato ciascuno dei suoi capitoli alla presentazione delle principali sostanze tossiche presenti nell'ambiente, come è il loro processo di elaborazione, come ottengono il contatto con le persone e quali sono i potenziali effetti sulla salute. In questa sezione è stato possibile riconoscere molti composti presenti in vari oggetti che utilizziamo quotidianamente, ad esempio prodotti per la pulizia, cosmetici e persino sostanze derivate da insetticidi e pesticidi per trattare le colture che arrivano alla nostra tavola in frutta e verdura Consumiamo

152

Nella terza sezione ha affrontato ciascuna delle malattie e condizioni cliniche che sono correlate o che sono influenzate nel loro aspetto, decorso ed evoluzione da queste tossine. I risultati di vari studi e ricerche che mostrano gli effetti degli interferenti endocrini su diversi organi e sistemi del corpo sono stati brevemente compresi, portando allo sviluppo di condizioni patologiche.

La sezione finale, a titolo di conclusione, ha presentato una serie di raccomandazioni e linee guida intese ad offrire risorse al lettore per prevenire tali malattie e prendersi cura della propria salute.

Speriamo che il contenuto del testo sia servito per le tue istruzioni; Lo scopo è sempre quello di educare l'individuo in modo che tutti possano migliorare la propria salute.

Grazie per aver acquistato e letto *SOS Tossici ormonali*!

Riferimenti bibliografici

Bursian S., Newsted J., Zwiernik M. (2012). Bifenili policlorurati, bifenili polibromurati, dibenzo-p-diossine policlorurato e dibenzofurani policlorurati. In: Ramesh C. Gupta (editore). Tossicologia veterinaria Academic Press, Oxford, pagg. 779-796.

Arlene Blum, Simona A. Balan, Martin Scheringer, Xenia Trier, Gretta Goldenman, Ian T. Cousins, Miriam Diamond, Tony Fletcher, Christopher Higgins, Avery E. Lindeman, Graham Peaslee, Pim de Voogt, Zhanyun Wang e Roland Weber (2015) Dichiarazione di Madrid sulle sostanze poli e perfluoroalchiliche. Prospettive di salute ambientale Vol. 123, n. 5

Ulla B. Mogensen, Philippe Grandjean, Flemming Nielsen, Pal Weihe ed Esben Budtz-Jørgensen. "L'allattamento al seno come via di esposizione per alchilati perfluorurati" Scienze e tecnologia ambientale 20 agosto 2015 doi: 10.1021 / acs.est.5b02237

Ecodes (2011) I composti perfluorurati (PFC) si trovano nell'acqua del rubinetto e negli alimenti e incidono sulla salute. " Intervista a Damià Barceló disponibile su: https://ecodes.org/noticias/los-compuestos-perfluorados-pfcs-estan-en-el-agua-del-grifo-y-los-alimentos-y-afectan-la-salud # .Xa8DocfQjIU

Universidad de Las Palmas de Gran Canaria (2014) Un esperto di tossicologia presso l'ULPGC spiega a El Mundo gli effetti degli ftalati. Intervista a Luis Domínguez

disponibile su:
https://www.ulpgc.es/noticia/invesboada_20012014

AECOSAN (2013) Domande e risposte su Bisphenol A.
Documento originale disponibile su:
http://www.aecosan.msssi.gob.es/AECOSAN/docs/docume
ntos/ food_security / risk_management /
Questions_responses_bisphenol_A.pdf
Cosmetic Ingredient Review (2017) Valutazione della
sicurezza dei parabeni usati nei cosmetici. Disponibile su:
https://www.cir-safety.org/sites/default/files/paraben
_web.pdf

Guodong Zhang (2018) Triclosan, un ingrediente
antimicrobico comune in dentifricio, saponi, collegato
all'infiammazione del colon, microbiota intestinale
alterato. Disponibile su:
https://www.umass.edu/newsoffice/article/triclosan-
common-antimicrobial-ingredient

PD Darbre, A. Aljarrah, WR Miller, NG Coldham, MJ
Sauer e GS Pope (2012) Concentrazioni di parabeni nei
tumori al seno umano. KOURNAL DI TOSSICOLOGIA
APPLICATA J. Appl. Toxicol. 24, 5–13 (2004) Pubblicato
online su Wiley InterScience
(www.interscience.wiley.com). DOI: 10.1002 / jat.958

Murali K. Matta, PhD1; Robbert Zusterzeel, MD, PhD,
MPH1; Nageswara R. Pilli, PhD (2019) Effetto
dell'applicazione della crema solare in condizioni d'uso
massime sulla concentrazione plasmatica dei principi attivi
della crema solare JAMA. 2019; 321 (21): 2082-2091. doi:
10.1001 / jama.2019.5586

CA DownsEmail authorEsti Kramarsky-WinterRoee
SegalJohn FauthSean KnutsonOmri BronsteinFrederic R. M.

CinerRina JegerYona LichtenfeldCheryl WoodleyPaul PenningtonKelli CadenasAriel KushmaroYossi Loya (2015) effetti del filtro protezione solare Toxicopathological UV, Oxybenzone (benzofenone-3), su Coral planule e colture primarie Cellule e sua Ambientale Contaminazione alle Hawaii e nelle Isole Vergini americane. Archives of Environmental Contamination and Toxicology Febbraio 2016, Volume 70, Numero 2, pagine 265-288

Cocca, Claudia; Ventura Clara; Nunez, Mariel; Randi, Andrea; Venturino, Andres (2015) Acta Toxicol. Argent. (2015) 23 (3): 142-152-142 - L'organofosforo clorpirifos come distruttore estrogenico e fattore di rischio per il cancro al seno. Toxicol Act. Argent. (2015) 23 (3): 142-152

Da Waisbaum, RG; Rodriguez, Cristian RamonIcon; Sbarbati, Norma Ethel (2017) Determinazione della TBT in campioni di acqua e sedimenti lungo la costa atlantica argentina. Tecnologia ambientale 0959-3330

David Santillo, Iryna Labunska, Maureen Fairley e Paul Johnston. Greenpeace (2003) Consumare chimica. Una versione elettronica di questo rapporto è disponibile sul sito Web: www.greenpeace.org/espana_es/

Catherine E Rice, Kim Van Naarden Braun, Michael D Kogan, Camille Smith (2007) Proiezione di ritardi nello sviluppo dei bambini piccoli --- National Survey of Children's Health, Stati Uniti. Disponibile all'indirizzo: https://www.researchgate.net/publication/265516534_Scree ning_for_Developmental_Delays_Among_Young_Children --- _National_Survey_of_Children's_Health_United_States_20 07

Soler-Blasco R, Murcia M, Lozano M, Aguinagalde X, Iriarte G, Lopez-Espinosa MJ, Vioque J, Iñiguez C, Ballester F, Llop S. Esposizione al mercurio tra i bambini spagnoli di 9 anni: fattori associati e tendenza per tutta l'infanzia. Environ Int.2019 giugno 18; 130: 104835. doi: 10.1016 / j.envint.2015.05.029. [Epub prima della stampa]. PMID: 31226565

Associazione europea per lo studio del diabete (2015) L'esposizione ai pesticidi è correlata al rischio di diabete Associazione europea per lo studio del diabete, comunicato stampa, settembre 15, 2015

Dipartimento di Chimica Analitica The Connecticut Agricultural Experiment Station (2012) Rimozione di residui di pesticidi dalla produzione. Disponibile su: https://portal.ct.gov/CAES/Fact-Sheets/Analytical-Chemistry/Removal-of-Trace-Pesticide-Residues-from-Produce

Tianxi Yang, Orcid Jeffrey Doherty, Bin Zhao, Amanda J. Kinchla, John M. Clark, Lili He Efficacia degli agenti di lavaggio commerciali e fatti in casa nella rimozione dei residui di pesticidi sulle e sulle mele. J. Agric. Chem per alimenti 201765449744-9752
Ángel Nadal (2012) interferenti endocrini. Disponibile all'indirizzo: http://dspace.umh.es/bitstream/11000/4649/1/Ángel%20Nadal.pdf

Ángela L. Londoño, Beatriz Restrepo, Juan F. Sánchez, Alejandro García-Ríos, Adolfo Bayona e Patricia Landázuri Pesticidi e ipotiroidismo negli agricoltori nelle zone di coltivazione di banane e caffè, a Quindío, in Colombia. Rev. Public Health. 20 (2): 215-220, 2018

Rzhetsky A, Bagley SC, Wang K, Lyttle CS, Cook EH Jr, et al. (2014) I fattori regolatori a livello ambientale e statale influenzano l'incidenza di autismo e disabilità intellettiva. PLoS Comput Biol 10 (3): e1003518. doi: 10.1371 / journal.pcbi.1003518

Barbara A Cohn, Piera M Cirillo, Mary Beth Terry (2019) DDT e Breast Cancer: Prospective Study of Induction Time and Susceptibility Windows. Journal of National Cancer Institute, Volume 111, Numero 8, Agosto 2019, Pagine 803–810, https://doi.org/10.1093/jnci/djy198

Leonardo Trasande (2016) L'esposizione chimica delle donne può costare all'Europa oltre $ 1 miliardo. Journal of Clinical Endocrinology and Metabolism, online 22 marzo 2016.

Laura Birks, Maribel Casas, Ana M. Garcia, Jan Alexander, Henrique Barros, Anna Bergström, Jens Peter Bonde, Alex Burdorf, Nathalie Costet, Asta Danileviciute, Merete Eggesbø, Mariana F. Fernández, M. Carmen González-Galarzo, Regina Gražulevičienė , Wojciech Hanke, Vincent Jaddoe, Manolis Kogevinas, Inger Kull, Aitana Lertxundi, Vasiliki Melaki (2016) Esposizione professionale a sostanze chimiche dannose per il sistema endocrino e peso alla nascita e durata della gestazione: una meta-analisi europea. Prospettive di salute ambientale Vol. 124, n. 11

John Meeker (2018) Esposizione al ftalato legata alla nascita pretermine. Disponibile su: https://news.umich.edu/phthalate-exposure-linked-to-preterm-birth/
Andrey Rzhetsky, Steven C. Bagley, Kanix Wang, Christopher S. Lyttle, Edwin H. Cook Jr, Russ B. Altman, Robert D. Gibbons (2014) Fattori regolatori ambientali e statali influenzano l'incidenza dell'autismo e della disabilità

159

intellettuale. Disponibile a:
https://journals.plos.org/ploscompbiol/article?id=10.1371/jo
urna l.pcbi.1003518

Mariana F. Fernández, Begoña Olmos, Nicolás Olea (2012)
Esposizione a interferenti endocrini e alterazioni del
tratto urogenitale maschile (criptorchidismo e ipospadia)
Disponibile su:
https://www.scielosp.org/article/gs/2007.v21n6/500 -514 /

Ramsey J, Li Y, Arao Y, Naidu A, Coons LA, Diaz A,
Korach KS (2019) Prodotti alla lavanda associati a
thelarche prematuro e ginecomastia prepuberale: casi clinici
e attività chimiche che alterano il sistema endocrino J Clin
Endocrinol Metab. 1 novembre 2019; 104 (11): 5393-5405.

Società europea di riproduzione umana ed embriologia
(2010) Gli scienziati sviluppano il primo modello per
studiare le origini del cancro ai testicoli negli esseri
umani. Disponibile all'indirizzo:
https://www.sciencedaily.com/releases/2010/08/100803200
443.htm
Jaime Mendiola a, Jorge Ten a, Fernando Araico b, Carmen
Martín Ondarza b, Alberto M Torres-Cantero c, José M
Moreno-Grau d, Stella Moreno-Grau d, Rafael Bernabeu
(2007) Rev Int Androl. 2007; 5: 173-80

Circa l'autore:

Dr. Mario Vega Carbo

- Dottore cubano laureato nel 1994.
- Specialista in Endocrinologia e medicina di famiglia.
- Master in Longevità e Ultrasonografo.
- Professore di fisiopatologia medica.
- Amante del bene, della famiglia e della natura.

Altri libri

1. Un approccio all'endocrinologia naturale
2. Avvisi endocrini: salvare vite
3. ABC della Endocrinólog o per e l nonspecialist
4. Ricette del tuo endocrino
5. Dove regina degli ormoni... racconti
6. Miti alimentari, visione del logo endocrino
7. Tossine ormonali SOS, verità nude
8. Vitamina D: Un ormone onnipresente?
9. Ormoni, esercizi e fitness body
10. Obesità, diabete, tiroide e PCOS

Disponibile in 10 lingue!

Reti sociali

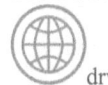 drvegaendocrino.com Dr. Mario Vega - Tu Endocrino Online

 @drvegaendocrino 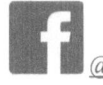 @drmariovegaendocrinologo

Sinossi

Vivono con loro ogni giorno, sono presenti nell'aria, sulla terra, in acqua, nel cibo, nel prodotto di pulizia s e la cura personale. Stiamo parlando di interferenti endocrini, sostanze chimiche prodotte dall'uomo, che alterano la funzione del sistema endocrino e, di conseguenza, i processi del nostro corpo regolati dagli ormoni.

SOS Tossici ormonali, è un'altra delle opere del Dr. Mario Vega Carbó, uno specialista in endocrinologia, che offre a questa opportunità un testo orientato a educare sui rischi derivanti dall'inquinamento chimico dell'ambiente, con un linguaggio semplice e chiaro per tutto il pubblico.

Il testo è divi di quattro sezioni principali che spiegano le generalità e altre informazioni degli interferenti neuroendocrini, la classificazione e la composizione, DO NDE sono sostanze questi tossiche ed interagire mo con l' ambiente, e il suo impatto sulla salute delle persone.

E dettagli l libro le principali malattie e condizioni patologiche sono legati agli interferenti endocrini, supportando queste informazioni sui risultati di studi scientifici condotti presso università prestigiose.

Ti invitiamo a goderti questa lettura e conoscere meglio le sostanze chimiche che ci circondano, la loro tossicità, conseguenze e prevenzione.

www.ingramcontent.com/pod-product-compliance
Lightning Source LLC
Chambersburg PA
CBHW030640220526
45463CB00004B/1589